JN057635

高齢期作業療法のものがたり

臨床に役立つ**10**の実践

村田 和香

協同医書出版社

まえがき

　目の前にいるクライエントに、何をしたらよいのだろうと悩んだことはありませんか？

「こんな歳になって、もうなにもしたくないんだよ」と言われて、途方に暮れたことはありませんか？

　作業療法士になりたての私は、毎日のように途方に暮れ、悩んでいました。今でも悩むことがなくなったわけではありません。けれども、高齢期にあるクライエントと共に悩み、お互い支えたり、支えられたりするのは当たり前なのだと思うことができてからは、かなり楽になりました。

　この本は高齢期にあるクライエントと作業療法士のものがたりです。クライエントとの交流によって生まれた作業療法のものがたりともいえます。この本を参考にして、作業療法を展開しても、同じ結果にならない場合が多いと思います。それはクライエントも作業療法を行うあなたも、その環境も違うからです。条件が異なれば、違った結果になって当然です。違った結果が誤りではありませんし、この本に書かれたものがたりだって、もっとこうするとよかったと工夫が足りなかったことだってあります。ただ、自分の経験を振り返って、本と比較したり、参考にしたり、そしてよく考えたり、それがとても大切なことです。自分はこう考えて行ったというのは、正しいことです。

　読者である作業療法士の、作業療法を学んでいる皆さんたちにとって、ここにあるものがたりが、少しでも作業療法の場を楽にしてくれるものになると信じています。

2023 年 2 月

村田 和香

目　次

序章 高齢期作業療法のものがたりから学ぶこと

1 作業療法を「ものがたり」にして伝えること

　作業療法の実践での出来事を、ことばで伝えようとした時に、感じ取った意味や価値をうまく表現できていないと思うことはありませんか。作業療法は一般的に、作業を媒介として日常生活活動、仕事、および余暇など応用的活動の回復を図ると紹介されています。確かにその通りで間違いありません。しかし、この説明で作業療法の専門性やユニークさを十分伝えることができているかというと、多くの作業療法士はうまく伝わっていないと感じているような気がしています。

　たとえば、「日常生活活動訓練」と表現したものは、実際にはある高齢クライエントに対する作業療法の中で、退院後の生活を想定し、その家庭環境で必要な日常生活活動へ働きかけたかもしれません。作業療法の実践には、クライエントの「日々の生活に喜びや満足を感じ私らしく生きる」という当たり前の生活を支えるために、これまでの人生を振り返り、時にクライエントと家族を思い、そこでどんな生活をするのかを考え、ひとつひとつの活動を確認したプロセスがあったはずです。

　「日常生活活動訓練」は、そういった考えを含んだものではありますが、この用語を使っても作業療法の場面で見出したクライエント特有の意味や価

値は伝わりません。「家庭復帰」も「就労支援」も同様です。専門用語を使うことは必要ですが、作業療法士がクライエントに何を感じ、何を考えたのか、作業場面やそこにいた人の影響はどうだったのか、私たちが本当に大切にしたいものをどう表現していくかが重要と感じます。

　人の生活に関わる作業療法は、クライエントやクライエントの環境からのサインを読み取ったうえで、その状況に合わせて変化していきます。これこそが「臨床の知」 →用語解説 といえましょう。臨床の知は、個々の場面を重視して現実に関わり、そこに隠された意味をとらえ働くものです。環境や世界が示すものを読み取り、意味づけていきます。私たちのまわりにあるすべての物事の徴候や表現について、その中に潜む意味を問い続け対処していく知といえます。直感と経験と、そして類推の積み重ねから成り立っていますので、1人ひとりの経験が大きな意味を持ちます。そのため、臨床の知は一般化し、言語化することが難しく、これが作業療法の実践をうまく表現できない理由のひとつといえましょう。

　クライエントが高齢の場合、障害や病気のみならず、老いることやそれに伴う環境の変化、人生の経験が作業療法ものがたりにちりばめられます。作業療法士は何を見て、何を目標にし、何をするのか、その結果をどう評価するのか、を考えながら展開していきます。頭では老いることの意味を理解していても、その経験がない若い人にとっては、理解することが難しいかもしれません。クライエントとの交流により、作業療法士の理解が深まることで作業療法実践は変化していきます。ですから、作業療法のプロセスはクライエントである高齢者だけのものがたりではなく、クライエントと作業療法士のものがたりになるはずです。

　ものがたりとしてつくり上げられた実践の報告は、作業療法場面で起こった現象の本質をとらえ、他者との共有を助けてくれます。私たちの教育に、

たとえば、臨床実習ではケースレポートをまとめたり、認定セラピストのプログラムに事例検討会があったりなど、事例が使われてきた歴史が理解できます。だからこそ、先輩作業療法士には、自分の体験を公表していただきたく、学生や新人作業療法士には、先輩たちの体験から学んで欲しい。そして、多くの医療職や家族の方々に作業療法の魅力を伝えることによって、作業療法士が多く活用されていくことを期待しています。

2 クライエントの「ものがたり」をつくる 作業療法理論

　ものがたりの筋書きを考えるには**作業療法の理論**→用語解説　が助けとなります。クライエントとの作業療法ものがたりの筋書きを考えることは、これからを予測することともいえます。理論を使ってクライエントの全体像をとらえていくと、これまでのさまざまな作業やエピソードなどの流れの先に、クライエントの今ある姿の意味が見えてきます。変化していく環境の中で、次にくるべき作業はまだわからないかもしれません。しかし、人がしたい、する必要がある、することを期待されている作業を取り入れて生活してきたとするならば、そのような作業が次にくる可能性が予想できます。そして、前に進むと同時に、新たな作業が生まれ、健康や満足につながることが期待できます。これが、変化の予測にも役立つということです。

　このように現象のとらえ方を示すのが理論です。理論にはいろんな分類方法がありますが、学問領域の中で、関心のある現象全体をあらわす広範囲の目標と概念を扱う大理論があります。作業療法のような複雑な実践の場合でも、クライエントへの説明や判断の根拠が求められ、インフォームド・コンセントの重要性がうたわれています。理論はその説明と根拠のために使いま

す。クライエントへの説明だけでなく、同じ専門職に、共に働くスタッフに、そして新人たちに作業療法の実践を伝えることは、私たち自身が実践で理論を使っていることを明確に意識させてくれます。そして、必要に応じて新しい概念や理論をつくることにつながります。この流れのように、「伝える、使う、つくる」を繰り返すことが、作業療法の知識と技術のさらなる発展につながるはずです。

3 人間作業モデルで「ものがたり」の主人公の背景を理解すること

　大理論のひとつに、人間作業モデル(Model of Human Occupation：MOHO)があります。MOHO は、1980 年にアメリカの作業療法士ギャリー・キールホフナーらによって発表されたものです。彼らはマリー・ライリーの作業行動の考えを作業療法士が日常的に使えるように MOHO の改訂を繰り返し、洗練された作業療法理論へと発展させました。どのように作業は動機づけられるのか、行為の再現パターンは何か、遂行能力はどのような環境の影響を受けるか、など人の作業について正面から研究しました。人は細胞や臓器などからできていますが、これらをどんなに詳しく調べても、意志や習慣、遂行能力についてはわかりません。人が作業をする時は、場所や時間など環境からの影響を受けて変化します。その一方で、人が作業することは環境を変化させてもいるはずです。

　MOHO は、人が作業に参加し適応的に生活し発達する様子を説明します。人の行為の①意志、②習慣化、③遂行能力、そして④環境を加えた 4 つの要素の影響に注目し、これまでの作業参加によって、自分は作業的存在としてどんな人になりたいかという認識である作業同一性をつくり出し、そ

の作業同一性を反映する作業参加のパターンを維持するのが作業有能性としています。そして作業適応とは、その人の環境の中で、肯定的な作業同一性の構築と作業有能性を達成した満足な状態と説明しています。

　人の価値や興味、習慣、役割、遂行能力に見合う作業は、環境にもあっていることが予想できます。通常、人はうまく生活していますが、高齢になると病気や老化による遂行能力の低下などで作業参加が制限され、適応していない状態になりやすいものです。この場合、MOHO を用いた実践では4要素に注目した作業を用いたり、4要素を直接強化する他の理論を併用したりします。

　高齢期にある人を MOHO に当てはめてみます（表1）。これまで退職の影響を大きく受けているといわれていた高齢期ですが、人生100年時代といわれる現在、仕事からの引退もいろいろな形になっています。能力の衰え、個人の選択、あるいは社会的慣習によって決定されたものとして、生活様式の変化ととらえ方が意味を持つでしょう。

　高齢者の意志は、生活を必要に応じて変化させる動機づけとなり、多くの選択肢に合わせた変化を選ぶことができるよう支援するものとなります。価値は、高齢期の作業選択に大きな影響を及ぼします。ひとつは、知的で、有能感や達成感、責任ある役割に置く価値から、自由、平等、快適さの価値へと転換、もしくは広がります。このパターンは多くの高齢者に当てはまるかもしれませんが、どのような価値の変化も、過去と現在の生活に依存するといえます。ほとんどの高齢者にとって仕事と達成の重要性が薄れる一方で、家族、地域社会、そして余暇に関する価値が重要になってくる場合があります。どちらにしても、高齢者は自分の基準を再定義し、価値を満足するように修正していることが多いです。

　一般に老化に伴った能力低下や、その能力を使う機会が少なくなること

表1	人間作業モデル(MOHO)でみる高齢期の特徴

意 志

価 値

役割および遂行能力の変化によって、ときに価値が満たされる方法の再評価が必要となる

知的である、能力がある、責任があることよりも、それ以上に自由、平等、快適さが重要となる

過去にとらわれてばかりいるわけではなく、現在も、そして未来の目標を持つことも大切と感じている

個人的原因帰属(PC)

役割の喪失によって有能感や統制感を失うことがある

興 味

義務でない時間を構成するために必要となる

興味への参加は、より社交的で活発な活動に関わりたいという欲求と結びついていることが多い

レジャーへの参加は個人的・社会的要因によって拘束される

習慣化

役 割

退職、配偶者の死、転居と結びついた役割の喪失を経験する

仕事の選択、親戚や友人としての責任、ボランティア、教育やレクリエーションの追求と結びついた役割の連続性、あるいは新たな獲得につながる

習 慣

日常生活課題の遂行を促進するために古い習慣が維持される

年齢相応の変化に対応し、新たな役割を支えるための新たな習慣が獲得される

習慣の確立と適応は、これまでよりも時間がかかる

遂行能力

技 能

身体機能の効率性が減少する

身体的心理的変化にもかかわらず、技能は維持されている

減退的な変化は年齢よりも病気や不使用によることが多い

反応時間の遅延は、緊急事態では大きな問題となるかもしれない

学習は若い時よりも時間がかかるが、新たな技能を学習する能力は維持されている

は、個人的原因帰属の低下を経験させる可能性があります。能力の喪失の感覚は自立や生活様式の影響が大きいので、そんな時の作業療法には作業有能性を維持する工夫が求められます。

　多くの高齢者にとって、退職による仕事からの引退や子どもの独立による養育など義務からの開放は、多岐にわたる興味を追求する機会とつながります。しかし、人によっては興味の追求を妨げられる場合もあります。たとえば、ある高齢者は、社交的で活発な作業への参加を望んでも、交通手段、お金、仲間がないこと、けがや転倒の不安、新しいことの学習や失敗の恐れ、

家族の不安、そして、満足を感じられないことによって、選択の制約となることがあります。

　高齢期の役割変化は、不本意なことが多いかもしれません。たとえば、死によって配偶者や友人の役割を失うことがあります。失った役割の多くは容易に置き換えられるものではありません。役割を置き換えることができないと、孤立やうつ状態に陥ることを経験することが多くあります。ある人たちは、地域社会や利用している施設によって役割が提供されることもあります。

　人によっては、収入のため、人の役に立つため、あるいは、自分の満足や期待に応えるため、習慣を維持するためといった理由で、定年を超えても働き続けることがあります。そんな時は、生活の多くのことが仕事やその調整に多くの時間を費やすために、さらに退職が遠のく可能性があります。ある人にとって退職は労働からの解放や、家族との関わり、第2の仕事、趣味といった作業に時間を使うようになるかもしれません。別のある人にとっては、退職は交流の機会の喪失、自尊心や価値、頼りにしていた収入を失うことを意味する場合もあります。

　高齢者には、家族関係から役割が劇的に変化することがあります。成人になった子どもや孫と有意義な時間を過ごすことのできる人もいます。たとえば、孫の子守、親友のような相談相手、留守番、収入補助者となるなど、満足が維持される場合があります。その一方で、体力の衰え、障害や慢性疾患によっては、子どもたちには親の介護の責任が生じます。この役割交代は親子両者にとって、複雑な感情や生活の変化を伴うことが少なくありません。高齢者にとって、友人関係は重要な役割を果たします。友人の役割を持つことで、趣味や社会参加が維持されることが多いようです。高齢期に配偶者を失うことは、生活をひどく混乱させることがあります。共に生活している配偶者は、友人、家庭維持者、経済的支援者、介護者の役割を担っていること

もあり、これを失うことになるわけです。生き残った配偶者は亡くなった人がこれまで行ってきた多くのことを引き継がなければならず、サポートの必要な場合もあります。

　高齢者は、安定した環境で、長期にわたってつくってきた習慣を持っていることが多いです。能力の低下と環境の変化は、これらの習慣を困難にする可能性があります。同時に、配偶者の喪失や退職といった状況の変化は、新たな習慣の強制的獲得となることが多いです。能力の衰えに伴った習慣は、生活の質を維持するために重要となります。

　老化は遂行能力の自然な低下を伴い、健康状態の変化と結びつきます。しかし、高齢者が活動的なままであれば、能力の大きな喪失はほとんどなく、未然に対処できることもあります。つまり、年齢による変化はそれぞれの人に特有で、能力低下の影響は、その人の習慣と環境を適応させることによって軽減されることがあります。

　高齢期の場合、生活ものがたりの語りが重要さを増すような気がします。高齢者は人生の終わりに近づくにつれて、自分が持っている時間を最大限に活用したいというニーズと自分が生きてきた人生を意味づけたいというニーズの両者が重要になります。その人の文化の理想を果たしているかどうかの認識が、安楽と充実の源泉となったり、苦悩となったりする可能性があるのです。高齢者にとって肯定的な作業同一性と作業有能性に影響をおぼしている大きな要因は、その人が従事する作業を持っているかどうかであるように思われます。

　以上のように、MOHOの登場により、作業を行う人の興味や価値が大切であること、役割や日課といった生活習慣になる作業の重要性が認められるようになりました。MOHOの他、作業療法全体を説明しようとする作業療法理論が誕生し、日本にも紹介されています。これらの理論により、作業療

法は作業を中心において生活や人生を考えるために、評価し、計画し、実践していくという本来の特性が意識されるようになったと言えましょう。なお、MOHO は評価ツールが豊富に整備されています。また、事例報告や研究などが多数蓄積されているために、使いやすいものです。

4 高齢期に作業参加するための作業療法の戦略

　ここに示した表2は、高齢者を対象とした作業療法の戦略です。クライエントが望む環境の中で作業を展開するためのものです。

（1）クライエントを受容し尊重する − クライエントをそのまま理解するために

戦略 1 クライエントの文脈を理解する

　高齢期に注目する時、まず、クライエントの文脈を理解する戦略が必要です。文脈は一連の大きな流れ、筋道、脈絡、あるいは、事柄の背景や周辺の状況を含みます。人の生きてきた流れの中で、老化に加え、障害や病気の体

表2　高齢期のクライエントのために作業療法士が目指すものとそのための行動（戦略）

目指すもの	行動（戦略）	
高齢期のクライエントを受容し尊重する	戦略1 戦略2	クライエントの文脈を理解する ありのままを受け入れ尊重する
作業の周到な準備と臨機応変な対処により、作業を成功に導く	戦略3 戦略4 戦略5	作業が成功するように準備する 作業中の状態を見て臨機応変に対処する 能力を評価してフィードバックする
作業の習慣化により、生活リズムを構成する	戦略6 戦略7	作業により良い習慣・生活リズムをつくる 将来の生活も考慮する
物理的・人的環境を調整する	戦略8 戦略9 戦略10	環境を落ち着いたものに調整する 家族を受容し、支える スタッフと協業する

験によって作業は変化していきます。作業療法士はクライエントの社会や文化を含めた環境を理解する必要があります。同じ出来事であっても、個々の高齢者の文脈によっては、異なる解釈になるかもしれません。高齢クライエントの理解を深めるためには、語りに注目する方法が役立ちます。

戦略 **2** ありのままを受け入れ尊重する

　ありのままを受け入れることは、高齢者自身に安心感をもたらし、また、作業療法士とクライエントとの関係をつくり出す時に必要な戦略です。人生の先輩である高齢クライエントが持っている経験や考え方を大切にすることは、信頼関係を築くことにつながります。

（2）作業の周到な準備と臨機応変な対処により、作業を成功に導く－クライエントの有能性に働きかけるために

戦略 **3** 作業が成功するように準備する

　高齢クライエントの行う作業がうまくいき、さらに成功体験を積み重ねるために必要な準備の戦略です。作業の導入、失敗の対処、作業に習熟する時の段階づけやコツなどがそれにあたります。

戦略 **4** 作業中の状態を見て臨機応変に対処する

　高齢期にあるクライエントの作業中の状態変化は、慢性疾患や障害の異変の徴候でもあり、管理すべきものです。臨機応変は、簡単ではありません。作業療法実践で行われている戦略は、注意深い観察と適切に対応するための配慮、もしくは用意が必要です。

戦略 **5** クライエントの能力を評価してフィードバックする

　高齢クライエントの全体的な状態や作業遂行に関する作業療法士の理解を伝える戦略です。フィードバックにより、クライエントが自身の能力を正しく認識して、問題の理解を助けることにつながります。クライエントと作業

療法士がお互いの考え方を理解することになるために、コラボレーションの基本となります。

（3）作業の習慣化により、生活リズムを構成する－習慣・役割を構成するために

戦略 6 作業により良い習慣・生活リズムをつくる

クライエントが安定した習慣を得るための戦略です。老化や障害、病気によって高齢クライエントが経験する生活習慣の変化は、以前の習慣と新しい役割や日課とのバランスをとる困難さ、新たな役割をこれまでの役割とうまく統合させるうえでの問題点、そして、身につけた行動を変える難しさなどからもたらされることが多いです。役割喪失や生活習慣の変化は、外からの圧力を強く感じるものであり、個人の好みとは異なるとことがあるようです。

戦略 7 将来の生活も考慮する

将来を考え、検討し、それらに備える能力は、高齢期の変化に適応することを助けてくれる戦略と言えます。どのような年齢のクライエントであっても、将来を予測し準備すること、障害や病気を持ってこれからどう生きるか考えることが大切です。

（4）物理的・人的環境を調整する

戦略 8 環境を落ち着いたものに調整する

作業に専念するために、クライエントが安心できる環境を調整することが必要になります。高齢クライエントの環境調整は、高齢者自身が自分の環境をどのように認識しているか、把握しておくことが重要です。

戦略 9 家族を受容し、支える

高齢クライエントは、毎日の生活の大切なことを自己決定するチャンスが

減ります。重要なことであるほど、家族の考え方が影響します。そのため、高齢者と共に生きている家族、という考え方が戦略として必要です。

戦略 **10** スタッフと協業する

リハビリテーションに関わる多職種との協業が、クライエントの環境に大きく影響します。情報交換は、高齢クライエントの支援のために、スタッフとの協業の在り方を考える参考になるものです。

これらの環境を調整する戦略は、クライエントの見えないところで行われるものになります。高齢クライエントと直接的に関わらないところで変化が起こるため、時に、作業療法士は何もしていないように見えるのです。

さて、次の章からは、高齢者と作業療法士の作業療法のものがたりが展開されます。MOHO に基づき、どのような戦略を使い、作業療法ものがたりができたのかを考えていきます。

用語解説

○ **臨床の知**

哲学者の中村雄二郎によって提唱されたもの。対象や事象を当事者の主観的な認知や感情の枠組みから把握し、その事例特有の構造や性質を全体的に把握しようとするものをいいます。科学でうまく説明できないことがあります。人の心の世界を理解しようとする時、科学とは別の見方が必要になります。こうした科学とは別の原理を「臨床の知」と名付けた中村は、科学の客観主義、論理主義や普遍主義に対立するものとして説明しています。臨床の知は、相互作用性、多義性や象徴性、個別性を大切にするものです。

○ **作業療法の理論**

理論は、ある現象や事象をことばで体系的に説明するものです。インフォームド・コンセントや根拠に基づく実践を展開することが求められてい

る現在、私たちは作業療法の理論を用いて説明しなければなりません。作業療法の理論は実践の知識を体系化し、活用し検証され発展してきました。実践は理論的根拠によって支えられています。その中でも、作業療法士が他の職種と違う専門性を説明するために、人がその人の環境の中で作業をする意味やその事象を説明しようとする大きな見方を大理論と言います。ある領域の中で関心のある全体をあらわすものです。

● 文 献

《臨床の知を理解するための文献》

▶ 中村雄二郎：臨床の知，術後集（岩波新書）．岩波書店，pp186-190，1984.

▶ 中村雄二郎，山口昌男：知の旅への誘い（岩波新書）．岩波書店，1981.

▶ 中村雄二郎：臨床の知とは何か（岩波新書）．岩波書店，1992.

《作業療法の理論を学ぶために読むべきもの》

▶ 岩崎テル子監訳：作業療法実践のための 6 つの理論．協同医書出版社，1995.

▶ ギャリー・キールホフナー（山田　孝・監訳）：作業療法実践の理論．医学書院，pp54-60，2014.

▶ 小林法一：作業療法の理論．標準作業療法学　作業療法概論．医学書院，pp74-83，2021.

《人間作業モデルを理解するための文献》

▶ Renée R. Taylor・編著（山田　孝・監訳）：キールホフナーの人間作業モデル，改訂第 5 版．協同医書出版社，pp12-27，2019.

▶ 山田　孝・編：事例でわかる人間作業モデル．協同医書出版社，2015.

《作業療法の戦略を考える文献》

▶ 村田和香：" 私らしさ " を支えるための高齢期作業療法 10 の戦略．医学書院，2017.

第 1 章

腕の良いお針子の復活
チトセさんのものがたり

ものがたりの主人公　チトセさん

　チトセさんは、認知症と診断された80歳の女性です。もともと血圧のコントロールができずに入院していましたが、高血圧に加え、認知症が進行したので、療養病棟のあるこの病院へ移ってきた人です。転院直後の新しい環境になじめずに不安が強く、入浴の拒否もありました。2か月経って少し落ち着き始めましたが、いつも頭がぼわーんとしていることと、光がまぶしくて昼間もカーテンを閉めて欲しいことを、毎日訴える人でした。また、着替えや入浴を始めるまで声をかけ続ける必要があり、開始するまでは病棟スタッフがそばにいなければなりませんでした。

　チトセさんが転院前に入院していた病院からの情報は、長谷川式簡易知能スケールで0点、認知症が進んでいるというものでした。娘さんが月に1回、着替えを持ってきたりや洗濯するために来院すること、時に美容院に連れ出すことがあると、記されていました。また、忘れることが多いため、何度も声をかける必要があるとも書かれていました。

1 作業療法開始
チトセさんと作業療法士の出会い

　作業療法の処方は、認知症から寝たきりを防止するため、起きている時間を増やすことが目的でした。というのも、チトセさんは病室ではほとんど横になっていたからです。

　作業療法士は病室で初めてチトセさんと顔を合わせました。「はじめまして」と声をかけると、起き上がって、髪を撫でつけ、サングラスをかけ、ベッドの端に座り、スリッパを履きました。この一連の流れはスムーズで、何の問題も感じませんでした。

　チトセさんは柔らかい笑顔の病衣姿で、前髪はきれいなウエーブがかかっていて、後ろはすっきり刈り上げられていました。作業療法士はゆっくりと声をかけました。「こんにちは。明日からチトセさんが元気になる、楽しくなるプログラムを始めたいと思います。そのために、少しお話を聞かせていただいて、良いですか？」。

　しかし、その後のチトセさんの反応はそっけないものでした。「何も話すことはないですよ。まぶしいから、疲れるから、少し横になります」そう言って、すぐに横になり、背を向けました。

　隣のベッドの患者が小さな声で話してくれました。「この人に何を話してもダメ、すぐに忘れるよ。面倒な人なんだよ」。同室患者にも、病棟スタッフにも、認知症のために何もできない人と受け止められているようでした。

2 作業療法プロセス
情報収集

　作業療法を開始するにあたり、チトセさんはどんな人なのか、何を望んでいるのだろうか、チトセさんにとって大切な作業は何だろう、とチトセさんを理解することを考えました。この考え方は**クライエント中心** →用語解説 の理論に基づくものであり、**作業を焦点とする** →用語解説 方法です。しかし、情報が少ないので、まずは作業療法室で2人きりで話すことから始めました。

　身なりは病衣姿ですが、髪はきれいに整っていて、きちんとしている印象を受けます。しかし、年齢や出身地を尋ねると、「忘れてしまった、年だからねえ」と取り繕い、情報を得ることはできません。仕事や家族についての話しかけにも同様です。チトセさんは笑顔で「年だから、忘れてしまうよねえ」ですべてを済ませます。長谷川式簡易知能スケールの0点の情報はこういうことかと納得できます。どこかに切り口を見つけなければと作業療法士が焦るほど、その焦りは伝わるのか、「疲れたので、そろそろ帰ります」と、反応は少なくなり、中断となりました。

　次の日、前の時間の手芸作品が机の上に広がったままでした。チトセさんは作業療法室に入るなり、その作品を手にしました。そして、作業療法士に言いました。「さて、私の仕事はどこですか？」。そして、作業療法室の戸棚の引き出しから、他の患者の作品を取り出し、サングラスを外しました。「目が揃っていないねえ。眼鏡を持ってこなくちゃね」。さらに、針箱を探すために、戸棚の扉や引き出しを開け始めましたので、針と糸を渡しました。チトセさんがその作品の続きを縫うつもりでいるのはわかりましたが、縫った分は後でほどけば良いと思い、そのままにしました。チトセさんは、縫い目は少し大きいもののわずかな時間できれいに縫い上げました。作業療法室

にチトセさん専用の針箱を用意することにしました。

　その次の日に、約束の時間より早く作業療法室に看護師とやってきました。病衣にエプロン、サングラスをかけていました。病室で行きたいところがあると落ち着かなかったため、担当看護師が連れてきたのでした。どこに行きたいかも言えず、何をしたいのかも伝えられませんでしたが、「何かある」と繰り返し訴えたそうです。

　作業療法室の机の上に置いた針箱がチトセさん用であることを話し、針箱を入れる袋を縫うことを提案しました。チトセさんは、多くの布の中から自分の好みのものを決めることはできませんでしたが、2つに絞ると好きなものを選ぶことができました。針箱の大きさを測って型紙をつくることはできませんでしたが、線に合わせてハサミを使うことや待ち針を使うこと、そして、合わせて縫うことはできました。

----

3 作業療法の戦略 まず、環境である周囲の見方を変えるために

　この姿を確認した看護師は、作業療法室と病室での違いに驚きました。そこで作業療法士は、その違いを評価で表すことにしました。

（1）評価を使う

　表1-1に、人間作業モデルに基づき作られた意志質問紙(Volitional Questionnaire：VQ)の結果を示します。VQ は、作業を動機づける意志を表現できないクライエントに対し、作業行動場面の観察によって評価するものです。同時期の病棟での体操場面と作業療法室で縫い物をしている場面を評価しました。病棟で体操する時のチトセさんは、誘われたり応援されたりと

表1-1 チトセさんの意志質問紙

クライエント氏名：チトセさん		セラピスト名：ムラタ	
年齢：80 歳	性別：女性	評価年月日：X 年 Y 月 Z 日	
診断名：認知症		施設名：療養病棟	
評価領域	病棟での体操		コメント
好奇心を示す	P Ⓗ I S N/A		スタッフに何度も声をかけられその場にとどまる。人の動きを見ていた
行為や課題を始める	Ⓟ H I S N/A		体操に満足を示さなかった
新しい物事を試みる	Ⓟ H I S N/A		体操に満足を示さなかった
好みを示す	P Ⓗ I S N/A		ボールを見ていた
ある活動が特別であるとか意味があることを示す	Ⓟ H I S N/A		体操が意味あることとしての行動は見られない
目標を示す	Ⓟ H I S N/A		声をかけられて指示通りに行った
活動に就いたままである	Ⓟ H I S N/A		声をかけられて指示通りに行った
誇りを示す	P Ⓗ I S N/A		体操に満足を示さなかった
問題を解決しようとする	Ⓟ H I S N/A		指示されるまで動かない
誤りや失敗を訂正しようとする	P H Ⓘ S N/A		他者と同じように体操しようとする
完成や達成のために活動を続ける	P Ⓗ I S N/A		声をかけられて指示通りに行った
もっとエネルギー、感情、注意を向ける	P Ⓗ I S N/A		声をかけられると続けられる
もっと責任を求める	P H I S Ⓝ/Ⓐ		機会はなかった
挑戦を求める	P Ⓗ I S N/A		常に声かけがあると体操をする
合計得点	21		

P＝受身的(1)、H＝躊躇的(2)、I＝巻き込まれ的(3)、S＝自発的(4)、N/A＝観察されない(0)　　　（点）

クライエント氏名：チトセさん		セラピスト名：ムラタ	
年齢：80 歳	性別：女性	評価年月日：X 年 Y 月 Z＋2 日	
診断名：認知症		施設名：療養病棟	
評価領域	作業療法室での縫い物		コメント
好奇心を示す	P H I Ⓢ N/A		自ら作品を手に取り、縫い目を確認する
行為や課題を始める	P H I Ⓢ N/A		自ら針箱を捜しだし、縫い始める
新しい物事を試みる	P H Ⓘ S N/A		新しい布地が用意されると、笑顔が見られる
好みを示す	P H Ⓘ S N/A		多くのものから選ぶことはできないが、2 つからは選ぶことができる
ある活動が特別であるとか意味があることを示す	P H I Ⓢ N/A		昔お針子だったことを話す
目標を示す	P H I Ⓢ N/A		他者の期待に応え、できたらあげると話す
活動に就いたままである	P H I Ⓢ N/A		集中して行うことができる
誇りを示す	P H I Ⓢ N/A		これだけはできると話す
問題を解決しようとする	P H I Ⓢ N/A		針に糸を通すよう、他者に頼む
誤りや失敗を訂正しようとする	P H I Ⓢ N/A		間違いはやり直そうとする
完成や達成のために活動を続ける	P H I Ⓢ N/A		間違わないよう、慎重にする
もっとエネルギー、感情、注意を向ける	P H I Ⓢ N/A		にこやかに縫い物を続ける
もっと責任を求める	P Ⓗ I S N/A		これしかできないと話す
挑戦を求める	P Ⓗ I S N/A		これで十分と同じ縫い物を望む
合計得点	50		

P＝受身的(1)、H＝躊躇的(2)、I＝巻き込まれ的(3)、S＝自発的(4)、N/A＝観察されない(0)　　　（点）

いった支援があっても受け身的で躊躇しながらの行動でした。しかし、作業療法室での縫い物の場面では励ましの必要はなく、チトセさんの意志で行動していることが明確です。チトセさんの興味、関心の違いがわかります。

（2）周囲の変化

　担当の看護師は、チトセさんにとっての縫い物の意味を理解しました。作業療法の時間になると、チトセさんを送り出してくれます。また、他のスタッフに情報が伝わったため、チトセさんがどこで迷っても、どのスタッフも作業療法室を教えたり、連れてきたりしてくれるようになりました。

　チトセさんは、1人でやってくるというより、何とかたどり着くという感じでした。朝食を済ませたころになると、何かあったような気がすると少し落ち着かない様子になりますが、病棟スタッフの促しの声かけで作業療法室へ向かいます。時間がわかっていませんし、病室から作業療法室までを覚えているわけではありません。でも、サポートされてたどり着くようになりました。

（3）チトセさんの変化

　チトセさんは「今日は何をしますかね」と言いながら、作業療法室に入ってきます。それでも、作業療法士には毎回、「はじめまして」と挨拶することに変わりはありませんでした。

　チトセさんは昨日のことは覚えていませんが、状況を判断する能力は優れています。自分が何をすべきか気づきます。あたりを見回し、縫い物を始めます。「ああ、見にくいねえ」とサングラスを外します。針に糸を通すことだけは、作業療法士に頼んできますが、縫い目はきれいです。

　慣れてきたのか、縫い物をしながら、昔話をしてくれます。この時も、決

して手は止めません。チトセさんは若いころ、お針子さん、洋裁の仕事をしていたそうで、針を持つと思い出すそうです。若いころの気分に戻ると笑います。作業療法士も隣に座って、一緒に縫物をします。作業療法士の手が止まると、また手が止まったと笑います。そして、「あんたはいつも笑っているね、つられて笑っちゃうよ」、とまで言い出し、作業療法士を驚かせるのでした。

4 　作業療法の結果
お針子チトセさんの復活

　小物つくりを始めたチトセさんの仕事は、縫い目が揃っているので出来上がりがきれいです。たくさんの中から布を選ぶのは難しく、作業療法士がいつも2つに絞ってそこから選びます。お針子チトセさんは、きっちりした仕事をします。出来上がった作品を見た人は、「あのチトセさんが本当に作ったの？」 と驚きます。「上手だねえ、いいねえ」と声をかけられることが増えていきます。褒められたチトセさんは、「できたらあげるよ、あげていいよね」と、そんなふうに答えます。「チトセさん、みんなにあげると話したら、夜なべしなくてはならなくなりますよ。誰に頼まれたのかもわからなくなりますね」と笑うと、チトセさんは答えます。「それなら、先生が覚えておいて。誰が頼んだか」と、また作業療法士を驚かせます。

　チトセさんは、針を持つと人気者になります。腕のいいお針子の復活です。作業療法室で時間を過ごしていると、作業療法士を「先生」と呼びます。何となく、楽しいことをしてくれる人、手芸を手伝ってくれる人と感じているようです。でも、翌日には忘れて、「はじめまして」から始まります。そして、未だに長谷川式簡易知能スケールは評価できません。

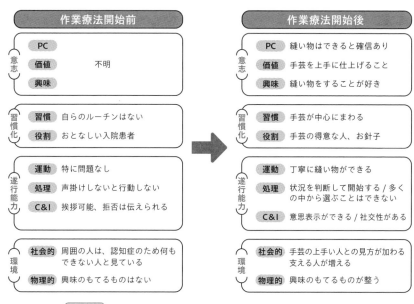

図1-1 人間作業モデル（MOHO）で示すチトセさんの変化

それでも、病室や病棟で声をかけられることが増えたため、チトセさんの動きや反応は早くなりました。クライエントを理解し認めると、自然に周囲の態度が変わります。そのことがクライエントに大きな影響を与えることを私たちは学びました。

チトセさんの変化を図1-1に示します。作業療法開始前のチトセさんの置かれている状況を見ると、先にも触れたとおり、周囲のスタッフも同室患者もチトセさんは「認知症のため、何もできない人」という目で見られていました。そのためもあり、彼女の興味の持てるものを環境に整えることはされていませんでした。その中で、チトセさんの意志の表出がなされないため不明なものであり、運動技能は特に問題はなかったため、周囲からの指示に従うおとなしい入院患者でした。しかし、処理技能の状況は認知症の症状か

ら、行動を促す声かけが常に必要で、不安げな表情でした。

　作業療法を開始し、手芸が得意なことを周囲が理解すると、「認知症ではあるものの、手芸の上手な人」となり、声をかける機会やチトセさんの手芸を支援する流れができました。そのため、チトセさん自身も手芸が好きなこと、得意なことを認識し、作業療法室で手芸することが中心に日課が回るようになりました。また、状況判断をする能力やもともとあったであろう社交性の技能を発揮する機会が増えたため、環境に適応した状況へと変化しました。

5　チトセさんの作業療法リーズニング

　チトセさんの作業療法を整理してみます（図1-2）。

　認知症を持つ高齢者には、自分の考えや思い、および状況を表現できないことが多く見られました。そのため、作業療法を始めるにあたり、まずは環境をチトセさんにあったものに変えるため、「クライエントを受容し尊重すること」と「物理的・人的環境を調整すること」に注目しました。

（1）クライエントを受容し尊重する：チトセさんの意志を探る

　先にも触れましたように、チトセさんは自分の考えや思いを表現しない人でした。チトセさんの「縫い物」にたどり着くまで、十分にお話しすることもできませんでした。チトセさんはどんな人なのか？　何を望んでいるのか？　大切な作業は何か？　は、わからない状態でした。家族である娘からも情報は得られません。作業歴を把握するのには、時間がかかりました。

　今回、チトセさんにとっての大切な作業である「縫い物」を見つけたの

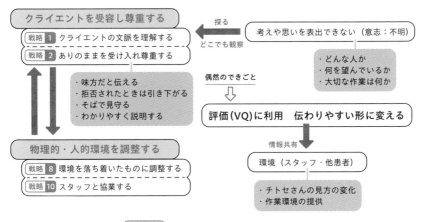

図1-2 チトセさんの作業療法戦略

は、偶然の出来事です。作業療法室は偶然につながるものがたくさんあることに気づきます。病室のベッドに寝ているだけでは、どんなに注意深く観察しても気づくことは難しいものです。いろんな場面を想定し、そこで観察することが大切です。

さらに、チトセさんの理解に有効に働いたのが、意志質問紙（VQ）です。チトセさんに無理に体操をすすめても、彼女の気持ちに触れることにはつながりませんでした。一方で、病室で何もできないと思われているチトセさんと違って作業療法室でみごとに縫い物をする姿は、チトセさんの大切な作業を伺う結果でした。また、VQの結果は、「物理的・人的環境を調整すること」につながりました。

チトセさんのありのままを受け入れ尊重するために、作業療法士がとった行動は、味方だと伝えること、それでも、拒否された時は引き下がること、そばで見守ること、そして、わかりやすく説明することといえます。特に最初は、探ることが多かったためじっくりと観察していたペースが、チトセさ

んにちょうど良いものであったと思われます。

（2）物理的・人的環境を調整する：チトセさんにあったものに変える

　チトセさんにとって落ち着いた環境にするには、かつてお針子だった時の道具、針箱や布地が役立ちました。その中で、いつも同じ職員がいて、安全で安心できる存在でいるために、長く関わることが必要でした。

　一方で、チトセさんにとって落ち着かない原因があったと考えます。周囲はチトセさんを物忘れのひどい人、何もできない人と評価していました。このことは、時にチトセさんに、強制的になったり、指示が多くなったりする環境を作っていたと思われます。チトセさんの縫い物の作品を見て、周囲の反応が変わりました。これは、彼女を評価するものであり、受け入れようとする環境になったと思います。上手だねえ、良いねえということばをチトセさんも褒められていると感じていたことでしょう。

　VQの評価は、スタッフの見方を変えました。何もできない重い認知症を持つ患者の認識から、こんな能力のある人、かつては優秀なお針子さんだっただろうとスタッフが共有することになりました。そして、場合によってはもっとできることがあるかもしれないと、声かけやヒントの出し方の工夫がなされ、病室から作業療法室まで、時間はかかってもチトセさんが1人で来ることも可能になりました。そして、何もできない人という見方の影響が、患者の行動を変えていたかもしれないことにも気づきました。

6 ｜ まとめ

　チトセさんにとって大切な手芸をする能力は、もともと高いものでした。

ですが、誰もその能力に気がつく機会はありません。認知症のため長期にわたる入院は、作業をする機会を奪います。この状況に気がつき、作業の場を提供することが必要でした。作業を大事に考える作業療法士の特性だからこそ、発見することができたと考えます。

　チトセさんの作業がうまくいった時、周りの人の態度が変わりました。病院スタッフでさえ、チトセさんを認知症で介護されるべき人というだけではなく、手芸の上手な人としてみるようになりました。チトセさんが作業を行うことが社会にとっても意味のあるということを、作業療法士が知っているからできることです。

　チトセさんは上手だねえと言われると、照れてしまいます。楽しそうですが、病室に戻って、何をしてきたか問われても、作業療法室で何をしてきたのか、誰と一緒だったのかは答えられません。楽しそうに笑って「わからないねえ」というだけです。

用 語 解 説

○ クライエント中心／作業を焦点とする

　カナダ作業療法士協会が提唱し、世界の作業療法の間で広がったクライエント中心主義の考え方があります。クライエント自身が認めるニーズや問題に対してアプローチし、その成果もクライエントが判断するというものです。そのため、作業療法士がクライエントとともに取り組むことが必要になります。

　作業療法士の専門性は作業の問題について取り組むことです。そのため、クライエントの作業についてよく知らなければなりません。作業療法士が知りたいことは、クライエントにとって意味ある作業なので、クライエントから情報を得なければ、わかることはないのです。

　人間作業モデルとカナダ作業遂行モデルは、クライエント中心の実践のた

めの代表的な理論であり、人が環境の中で作業をするというところに焦点と
しています。

● 文 献

《作業を中心に考える／クライエントを中心に考えるための文献》

▶ 村田和香：人間作業モデルとクライアントの作業. 臨床作業療法 NOVA 17（4）：21-27, 2020.

▶ Law M：Client-Centred Occupational Therapy. Slack, Thorofare. 1998（宮前珠子, 長谷龍太郎・監訳：クライエント中心の作業療法. 協同医書出版社, 2000）.

▶ Taylor R：Kielhofner's Model of Human Occupation. Wolters Kluwer, 2017（山田　孝・監訳：キールホフナーの人間作業モデル. 協同医書出版社, 2019）.

《使用した評価：意志質問紙を理解するための文献》

▶ de las Heras, et al.（山田　孝・訳）：意志質問紙（VQ）改訂第 4 版 使用者用手引書. 一般社団法人日本人間作業モデル研究所, 2007.

▶ de las Heras, et al.（鈴木憲雄, 山田　孝・訳）：第 15 章　観察の評価. Taylor R：Kielhofner's Model of Human Occupation. Wolters Kluwer, 2017. 山田　孝・監訳：キールホフナーの人間作業モデル. 協同医書出版社, pp277-304, 2019.

第2章 大工の棟梁だったセイさんは、とにかく奥さんのことが大好き

ものがたりの主人公　セイさん

　セイさんは、70代後半の男性で変形性膝関節症のため、通院して理学療法を受けていました。妻のシズさんと一緒に週3回病院にやってきます。セイさんが理学療法を受けている間、シズさんは作業療法室を眺めてセイさんを待っていました。時に、作業療法士や他の患者さんと一緒におしゃべりを楽しみます。セイさんは、理学療法が終わるとシズさんを迎えに来て、「今日は頑張ったから、ちょっと（お酒を）飲んでいいかなあ」とシズさんに甘えたり、他の患者と話をしたり、その場を明るくする人でした。そして、病院帰りには夫婦2人での買い物が毎回の楽しみでした。

1 作業療法の開始
認知症の症状が出現

　2か月が過ぎたころ、セイさんに物忘れなどの認知症の症状が現れたため、経過観察を目的に外来通院での作業療法が追加されました。この時点では、日常生活活動は自立していて、思考や行為に大きな乱れは見られませんでした。しかし、記銘障害は顕著で、改訂版長谷川式簡易知能スケールは19点でした。理学療法では膝関節を温めたのち動きのチェックをし、作業

療法を中心に行うことになりました。

2 情報収集しながら作業を試みる
作業療法プロセス

　セイさんの情報は、ご夫婦一緒に作業療法室でお話しすることで得られたもので、セイさんは大工の棟梁でした。20代半ばで結婚したシズさんが大好きで、今も仲良しです。50代半ばで工務店を開業するとともに、アパート経営を始めました。夫婦で頑張ってきたという気持ちが強いおふたりでした。子どもは3人で、長男が工務店を引き継いでくれたため、65歳で引退しました。それでも、アパート経営を続けるかたわら町内会長を務めるなど、多忙な生活を送っていました。しかし、3年後に変形性膝関節症による痛みが強くなったため町内会長を辞めてしまうと、外出も減り、自宅でテレビを見て過ごすことが多くなったようでした。

　作業療法では、他者との交流の機会を増やすためのグループレクリエーションの参加と、**感覚統合的アプローチ**→用語解説 の考え方を用い、多種の感覚入力を期待した陶芸での茶碗づくりをすることにしました。加えて、大工道具の手入れを時々お願いしました。作業療法室の道具箱を見て、「使い方が悪い、手入れが悪い」と眉をひそめたことがあったからです。大工道具を扱う時のセイさんは、大工の棟梁の風格を感じさせるものでした。グループレクリエーションが楽しみで通院を続けたセイさんは、ニコニコしながら冗談も言う、場を和ませてくれる人でした。

　セイさんがレクリエーションに参加している時、妻のシズさんと作業療法士はよく話をしました。少しくたびれた様子のシズさんの話をじっくり聞くと、シズさんの不安が減るため表情は少し柔らかくなります。それを見てい

たセイさんは、「奥さんの話し相手になってくれてありがとう」、とにこにこします。「あんたは、俺の面倒を見ることより、奥さんのことを大切にしてやってくれ」と話します。

　セイさんの膝の痛みを和らげるために、シズさんと一緒に衝撃吸収の良い靴を選んだり、買い物の時はセイさんがカートを押すようにしたりすることを、近所のスーパーですすめました。また、長時間立ったままになることを避け、休憩を入れながら歩くことなど、3人で一緒に確認しました。

3 ［セイさんの大切なもの］ 奥さんのシズさんと大工道具

　ところが、セイさんにとって大事な妻のシズさんが、婦人科に3週間ほど入院することになりました。この間、そばに住んでいる長男家族がサポートし、セイさんは何とか入院せずに済みました。通院は休みがちになったり、約束の日ではないのに来院したり、ということがありました。入院中のシズさんのことが心配で表情は硬いものでした。じっくり話を聞いていると「うちのが退院したら、肩でももんでやるか。そんなことしたことがないから、びっくりするな」と優しい顔になります。

　セイさんの左の薬指には、黒色の刺青がありました。表情が優しいままの時、それは何か聞いてみました。セイさんは笑って教えてくれました。結婚指輪なんて、送る時代ではなかったけれど、結婚の印として、自分で指に線を入れたそうです。結婚指輪のつもりの刺青でした。体に傷をつけたと、シズさんにはものすごく怒られたそうです。「跡取りがいるので、何の心配なく奥さんと旅行できると思っていたら、がんになるなんて」、「心配で、心配で。でも、毎日病院に来なくていいと言われて行けなくなった」、それで

も、毎日シズさんの入院している病院の前まで行くそうです。「なので、最近は膝が痛いんだ」。こんなふうに話すセイさんは、いろんな状況の判断ができているように感じました。

　さらに、余裕のある時は、自ら作業療法室の大工道具の手入れをしてくれました。鋸と鉋の使い方と手入れの方法を教えてくれます。普段は少し手が震えていますが、道具を持つとピタッと止まります。クラフトマンシップを感じさせる丁寧な作業でした。大工の棟梁だったこと、どんな家を建ててきたかを何度も話してくれます。なじみの道具、大切な道具だということを感じました。

　けれど、どんなに話していても硬い表情のままの時がありました。そんな時は、大工道具は見えないところに隠しました。道具を持っても震えは止まらないし、道具を使えず「できない」とか「もうだめ」、「うちのに捨てられた」と嘆きだすからです。作業療法士はセイさんの顔色をうかがい、道具を出すか出さないかを判断します。作業療法プロセスの中でとらえたセイさんの作業状態を図2−1に示します。

4　セイさんの感覚剥奪

　シズさんの退院後、今度はセイさんが前立腺肥大で泌尿器科に入院となりました。安静を余儀なくされたことが**感覚剥奪** →用語解説 につながったようで、混乱し、帰宅願望が強く出て、1週間で退院となりました。帰ってきたセイさんは、家でたんすの引き出しを「開けては閉めて」を繰り返すようになりました。何を探しているのか、何を取り出そうとしているのか、シズさんはわからずに、辛くなってしまいました。

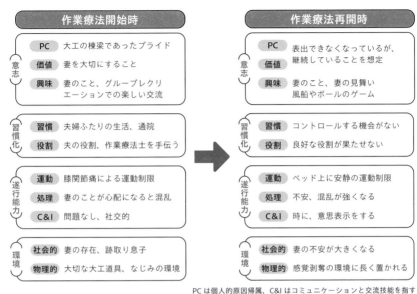

作業療法開始時		作業療法再開時	
意志	PC 大工の棟梁であったプライド 価値 妻を大切にすること 興味 妻のこと、グループレクリエーションでの楽しい交流	意志	PC 表出できなくなっているが、継続していることを想定 価値 興味 妻のこと、妻の見舞い風船やボールのゲーム
習慣化	習慣 夫婦ふたりの生活、通院 役割 夫の役割、作業療法士を手伝う	習慣化	習慣 コントロールする機会がない 役割 良好な役割が果たせない
遂行能力	運動 膝関節痛による運動制限 処理 妻のことが心配になると混乱 C&I 問題なし、社交的	遂行能力	運動 ベッド上に安静の運動制限 処理 不安、混乱が強くなる C&I 時に、意思表示をする
環境	社会的 妻の存在、跡取り息子 物理的 大切な大工道具、なじみの環境	環境	社会的 妻の不安が大きくなる 物理的 感覚剥奪の環境に長く置かれる

PC は個人的原因帰属、C&I はコミュニケーションと交流技能を指す

図2-1 人間作業モデル（MOHO）で示すセイさんの変化

　また、金づちであちこちを打つようになりました。調子の良い時に、セイさんに尋ねると、金づちを使うのは、自分の手の代わりだと話します。決して思いきり、打ち付けているわけではないそうです。手の感覚がおかしく感じる結果のようでした。

　ですが、それを見ていたシズさんはまた不安になりました。そのため、入院しての作業療法が開始されました。その後、作業療法場面ではにこやかになったセイさんでしたが、シズさんと離れた寂しさによるショックが大きいものでした。シズさんの体力では、セイさんの介護はできず、2人が一緒に過ごせる環境もサポートすることができず、作業療法士として残念な結果となりました。

　セイさんは、病棟では日中ベッドで休んでいることが多く、同室の患者と

もほとんど話すことはありませんでした。特に問題となる行動こそ見られませんでしたが、廊下を徘徊し、どこに行くのか尋ねても要領を得ないことが増えていきました。そんなことが続いたある早朝、ベッド近くで転倒しているのを看護師に発見され、検査の結果右大腿骨頚部骨折と診断されました。

　整形外科病院に転院し、骨接合術がなされましたが、術後から異常行動が見られるようになり、転院先での入院継続が難しくなり、セイさんは戻ってきました。戻ってからは寝ていることが多く、車いすに乗せられて廊下に出る程度でした。理学療法が再開されましたが、指示理解はほとんど見られず、不安も強かったため継続できず、休止となりました。

　作業療法が再開された当初は、粗大運動を中心とする風船やボールを使ったゲームに反応を示し、見舞いに来たシズさんと一緒に食事をする時などに、会話らしい応答がありました。セイさんの状態は著しい低下にはならず、現状維持をしていましたが、回復を期待していたシズさんの疲れが増したことにより、見舞いの頻度が減っていきました。徐々に意味ある反応が見られなくなり、会話も成立しなくなり、病棟では昼夜逆転や夜間の独語が増えていきました。

5 セイさんの作業療法リーズニング

　セイさんの作業療法を整理してみます（図2-2）。

　セイさんは、変形性膝関節症に認知症が加わった人でした。認知症が問題になる前に、セイさん夫婦から情報を得ていましたので、セイさんの考えや思いを把握することには問題ありませんでした。作業療法を通院で継続するためには、「クライエントを受容し尊重すること」と「物理的・人的環境を

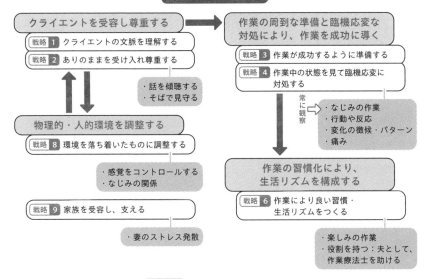

図2-2 セイさんの作業療法

調整すること」が大切でした。

（1）クライエントを受容し尊重する

戦略 1 クライエントの文脈を理解する

　セイさんは自分の考えや思いを伝えることをチャーミングにできる人でした。セイさんにとって大事な妻のシズさんの重要な存在であること、大工の棟梁や工務店経営を担ってきた能力とその自信が、セイさんの大切なものでした。実際、その能力も高く、クラフトマンシップによる繊細な仕事であったそうです。そのため、妻のシズさんもともにクライエントととらえ、作業療法を展開することにしました。

戦略 2 ありのままを受け入れ尊重する

セイさんに作業療法士がとった行動は、話を傾聴すること、そばで見守ること、といえます。特に、妻のシズさんとともに話を聞き、そばにいるということが、次の環境を調整することにもつながっていきました。

（2）物理的・人的環境を調整する：感覚剥奪に対応する

戦略 8 環境を落ち着いたものに調整する

　セイさんの落ち着いた環境として、感覚刺激をコントロールすることがありました。提供する作業に集中できるよう、同じ陶芸をしている人と机をともにすること、隣に座っている人と一緒に身体を動かすことの多いレクリエーションに参加するなどです。そして、なじみの関係となるよう、会話を楽しむことができるよう、作業スキルが似た状況の人といつも同じ時間になるようにしました。

戦略 9 家族を受容し、支える

　セイさんにとって、大きな存在は妻のシズさんです。とにかく大切なシズさんが作業療法士にも大事にされていると感じることが、セイさんにとってはとても嬉しいことでした。一緒にスーパーに出かけたり、話を聞く機会を多くしたりすることで、シズさんにとってもストレス発散の場となりましたし、セイさんの行動にも余裕を持って対応できる結果となっていました。

　以上のように、セイさんを受容し尊重することと物理的・人的環境を調整したうえで、作業に関わることがうまくいきました。これらは、セイさんやシズさんのそばにいる存在に作業療法士がなったことをも意味しています。

（3）作業の周到な準備と臨機応変な対処により、作業を成功に導く

戦略 3 作業が成功するよう準備する

戦略 4 作業中の状態を見て臨機応変に対処する

セイさんにとって大切な作業は、大工に関わることでした。道具が大切であり、その扱い方は、セイさんの状態によって左右されるものでした。常に観察していると、扱い方の丁寧さや手の震えなど、変化の徴候からセイさんの疲れや痛みもわかりました。痛みがある時は、すぐに止めなければ、翌日動けなくなる可能性がありました。

（4）作業の習慣化により、生活リズムを構成する

戦略 6 作業により良い習慣・生活リズムをつくる

セイさんの大切な作業であった大工道具の手入れは、作業療法士を助けるものでもありました。セイさんはそのことを理解し、作業療法士に道具の使い方を教え、手入れをしてくれました。そのために、作業療法室へ少し早く来るように考えてくれていました。

セイさんはいつもシズさんのことを一番に考えていました。少し照れながらも愛情を表現するセイさんは、年を重ねる夫婦の姿を周囲に見せるものでした。夫婦を支えるための環境調整を、シズさんが休める形でできたなら、もう少し夫婦一緒にいることができたかもしれません。

シズさんの体調不良と重なり、2人一緒にいる時間が少なくなるのと同時期に、作業療法は継続しましたが、セイさんの昼夜逆転や夜間の独語等は減ることはなく、状態像に変化は見られませんでした。セイさんの肺炎による逝去で、作業療法は終了となりました。

> **用 語 解 説**
>
> ○ 感覚統合的アプローチ
>
> もともと感覚統合的アプローチは、発達に課題のある子どもに対する実践モデルとして発展してきました。子どもの学習、行動、情緒あるいは社会的

発達を脳における感覚間の統合という視点で分析し、治療的介入を行います。その理論と実践の原理は、精神疾患や高齢者の実践にも応用されています。

　高齢者の感覚統合から見た特徴は、感覚統合の過程の退行という視点と感覚剥奪という点にあります。感覚統合過程の退行は、脳の情報処理能力の低下がその例です。老化による視覚や聴覚などの能力そのものの衰えに加え、処理能力が低下することから生ずる問題です。

○ 感覚剥奪

　感覚刺激は人と環境の交流をもたらします。しかし、何らかの制限を受けると、結果として感覚剥奪という状況になることがあります。感覚剥奪の分類には、感覚剥奪、知覚剥奪、固定、社会的孤立があります。

感覚剥奪：視覚や聴覚、触覚、運動覚などの刺激入力の欠如した状態をいいます。

知覚剥奪：視覚や聴覚などの刺激が無意味になった状態です。刺激は入っているけれど、理解できなかったり、雑音や騒音になったりする状態です。

固定：運動覚の制限された状態です。骨折による固定、安静、あるいは麻痺も固定の状態といえます。

社会的孤立：通常の感覚刺激が単調で社会的接触の欠如した状態です。

　たとえば、病院の環境で考えますと、集中治療室では多くモニタや装置などから、ノイズや光があふれ、これは知覚剥奪の経験につながります。骨折のギプスや車いすに長時間座っていることは、固定という状態と同じです。また、面会が少ない場合、社会的孤立の体験といえます。高齢者は感覚剥奪の状況に陥りやすい状態にあることがわかります。

● 文 献

《セイさんの事例報告》

▶ 山崎郁雄，山田　孝，村田和香：大腿骨頚部骨折のための作業療法中断後に痴呆症状の改善が見られなかった１症例．作業療法 11(1)：63-69, 1992.

《高齢者に対する感覚統合的アプローチを学ぶ文献》

▶竹原　敦：認知症（日本作業療法士協会・監修：作業療法学全書，改訂第3版 第7巻 老年期）．協同医書出版社，pp119-124，2008.

▶山田　孝：老人に対する感覚統合（日本感覚統合障害研究会・編：感覚統合研究 第7集）．協同医書出版社，pp139-184，1990.

第3章
見えなくても「起きて働く果報者」のカネさん

ものがたりの主人公 カネさん

　カネさんは70歳、気管支肺炎で入院してきた視力障害を持つ女性です。夫のキンさんは心疾患と認知症を持ち、先に同じ病院へ入院し、認知症による寝たきり防止を目的に、作業療法をすでに受けていました。

　カネさんと作業療法士は、夫のキンさんの作業療法開始時に家族面接をしたので、面識がありました。ご夫婦の置かれている状況もいくらか知っていましたが、今度はカネさん自身の情報を得るための面接をしました。カネさんの肺炎は治癒しましたが認知症の疑いのため、作業療法が処方されました。

　カネさんは4人きょうだいの長女として生まれ、きょうだいの世話や家業の農家を手伝いながら学校を卒業したそうです。その後、病棟婦（付添家政婦）として働いていましたが、20歳から3年間は、花嫁修業のため和裁を習ったそうです。その後、いとこで12歳年上のキンさんと結婚し、1男4女の子どもに恵まれました。夫のキンさんと農家の手伝いをしたり、着物の行商をしたり、懸命に働きました。キンさんはお金を稼いでは遊ぶことを繰り返し、生活は厳しかったそうです。その後カネさんは、清掃や害虫駆除の作業員として役場に勤務し定年まで働きました。50歳のころ、角膜片雲と白内障により、視覚障害（1級）となりました。それでも、子どもが独立し、公営住宅で夫婦2人の生活を始めたころは、夫婦で老人クラブに入

り、大好きな民謡や踊りを習ったり、自分のできることを教えたりなど、楽しんでいたそうです。

　カネさんは、60歳で白内障の手術を受け、視力は一時回復しましたが、2、3年のうちに両目ともほぼ失明状態で、明暗を区別することができる程度となりました。カネさんの目の状況に加え、夫のキンさんは脳卒中の再発があり、長男家族の家に同居することになりました。長男夫婦は再婚同士であり、カネさん夫婦と嫁の前夫との子である孫との関係はうまくいっていないようでした。また、長男の家への引っ越しだったため、ご近所に知り合いもなく、親しい友人との交流も途絶えがちとなり、外出も少なくなりました。そのため、キンさんの認知症が進行し、家族にも理解できないほどのコミュニケーション障害が目立つようになりました。1人で外出すると頻繁に道に迷い、警察に保護されることも多くなり、心疾患の治療と認知症の進行のために、キンさんは入院となったのでした。カネさんは気管支肺炎で入院しましたが、カネさん自身の肺炎の治癒後も不安が強く、落ち着かなく、他者と話すことを拒否することが多くなったため認知症を疑われ、家庭の介護力不足を理由に夫婦揃って入院を継続していました。

1 ［カネさんの作業療法］ 視覚障害を考える

　視覚障害を持つカネさんは、不慣れな病院内で方向感覚をつかめず、歩行や行動が困難となりました。また、夫婦2人が家を留守にしていることに強い不安を訴えていました。視力障害となる前の生活については、思いきり働けて幸せだったと、働くことに価値と喜びを感じていました。「仕事もせずに遊んでいるのは済まないこと」と、入院生活を否定的にとらえ、ストレ

スレベルは高まっていました。視覚障害を持つカネさんの作業療法を計画するために、まずは「**視覚障害の作業療法**」 →用語解説 の文献を探しましたが、思った以上に少ないものでした。そのため、カネさんの置かれている状況を一つひとつ検討して対処していくこととしました。

　作業療法の目標を、触覚などによる視覚の代償能力の回復と維持、体力維持、ストレス発散としました。そのため、カネさんにとってのやりがいのある「仕事」を探し出し提供すること、入院生活への肯定的なとらえ方を引き出すこと、入院前に身につけ動機づけの高かった民謡に関わる活動の継続を支援すること、その中で決定の機会を多く提供することを考えました。

　作業療法の開始当初、病棟内の移動や作業療法室への移動に、作業療法士が付き添って反復練習したところ、カネさんは的確に方向感覚をつかめるようになりました。1人で作業療法室に来られるようになるには、それほど時間はかかりませんでした。

　フレーム織・陶芸・アンデルセン手芸など触覚を多く使う手工芸を導入しました。作業療法士のことばかけや見本作品を選択肢として提示すると、それを手で触れて確認するうちに、始める作品を決定できるようになりました。途中でうまくいかず困難を感じると、カネさんは積極的に質問して情報を求め、解決していきました。触覚を視覚の代償とする力は回復し、机の上の道具や材料の準備など最低限の介助のみで手工芸に専念することができ、完成した作品を、孫、娘、他の患者さんに贈るようになりました。カネさんが持参した民謡のカセットテープを BGM として流すと、次第に口ずさみながら手を動かすようになりました。歌や踊りについて、話の合う患者さんとの会話を楽しみながら作業する場面も増えました。さらに、習い覚えた花笠音頭やドンパン節を、病院のイベントで踊る機会を設けると、作業療法士に教えたり、踊りに必要な道具を自らつくったり、作業療法室や季節行事で踊

りを披露し、他の患者さんを喜ばせることを楽しみにするようになりました。

2 カネさんにとっての作業

　カネさんの作業の状態を図3-1に示します。作業療法は日課として定着し、手工芸を「仕事」と考え、民謡鑑賞や踊りを「遊び」ととらえるようになりました。

　カネさんはよく、「起きて働く果報者」や「働かざる者食うべからず」と話していました。視力障害を持つ以前の生活史からは、働くことに喜びと価値を置いていたことがうかがわれました。健康で働けることは何よりも幸せ

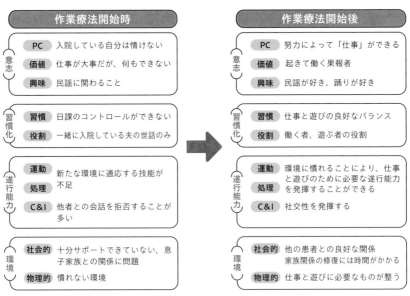

作業療法開始時		
意志	PC	入院している自分は情けない
	価値	仕事が大事だが、何もできない
	興味	民謡に関わること
習慣化	習慣	日課のコントロールができない
	役割	一緒に入院している夫の世話のみ
遂行能力	運動	新たな環境に適応する技能が不足
	処理	
	C&I	他者との会話を拒否することが多い
環境	社会的	十分サポートできていない、息子家族との関係に問題
	物理的	慣れない環境

作業療法開始後		
意志	PC	努力によって「仕事」ができる
	価値	起きて働く果報者
	興味	民謡が好き、踊りが好き
習慣化	習慣	仕事と遊びの良好なバランス
	役割	働く者、遊ぶ者の役割
遂行能力	運動	環境に慣れることにより、仕事と遊びのために必要な遂行能力
	処理	を発揮することができる
	C&I	社交性を発揮する
環境	社会的	他の患者との良好な関係 家族関係の修復には時間がかかる
	物理的	仕事と遊びに必要なものが整う

PCは個人的原因帰属、C&Iはコミュニケーションと交流技能を指す

図3-1 人間作業モデル（MOHO）で示すカネさんの変化

と感じており、カネさんの人生のテーマと作業療法士は理解していました。入院生活でも手工芸を「仕事」と理解し、趣味であった民謡を用いた活動は「遊び」と分けて考えていました。手工芸や民謡などの作業の選択、決定を促しながら継続する中で、両者は日課として定着し、自主的にその時間配分ができるようになりました。仕事と遊びのバランスを長期間にわたって維持できたことを示す結果といえました。また、カネさんは「遊び」が充実すると、「仕事」の取り組みも活性化し、創造性を発揮し、病室でも精力的に材料集めを依頼したり、デザインを考えたりなど、手工芸の準備を行うようになってきました。さらに「遊び」は整容も気遣う意識を生み、洋服や化粧を気にするようになりました。体力も維持されて、日常生活活動にも好影響を及ぼしました。認知症の疑いとなった不安や落ち着きのなさは消え、他者との交流も良好でした。

　入院前から中途視覚障害者であったカネさんにとって、民謡は長年連れ添った夫に見守られながら、並々ならぬ努力と情熱によって、習得できた楽しみとなる活動でした。また、民謡は視覚障害者となったのちも、自己を価値ある存在と感じ続ける肯定的アイデンティティを支えた活動であり、生きがいそのものでした。

3 カネさんのための作業療法リーズニング

　カネさんの作業療法を整理してみます（図3−2）。

　カネさんは視覚障害を持っている女性で、気管支肺炎の治癒後、認知症の疑いのために作業療法が開始された人でした。夫のキンさんは、先に認知症のために同じ病院に入院していました。カネさんは夫婦2人で入院して家

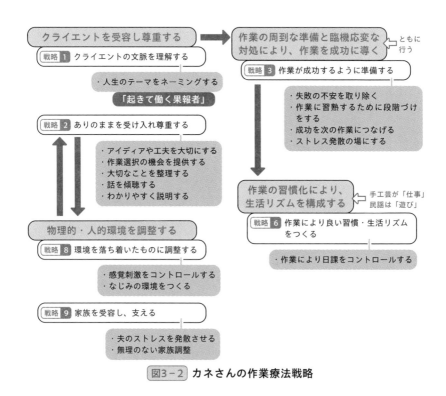

図3-2 カネさんの作業療法戦略

を空けていることの不安が強く、落ち着かず、認知症を疑われる状態でした。

　カネさんの置かれた状況を理解し、不安を軽減するために、「クライエントを受容し尊重すること」と「物理的・人的環境を調整すること」の戦略を用いました。

（1）クライエントを受容し尊重する

戦略 1 クライエントの文脈を理解する

　カネさんは夫のキンさんと一緒に入院し、家を空けていることに対する不安を強く持っていました。さらに、自分の存在は何もできなくなってしまっ

た、病院に入院させられてしまったと感じている人でした。そのため、カネさんが何を望んでいるのか、カネさんの語りの中から、カネさんの置かれた状況を理解していきました。作業療法士はカネさんの語りの中から、「起きて働く果報者」がカネさんの人生テーマにぴったりと感じていました。

戦略 **2** ありのままを受け入れ尊重する

　カネさんに作業療法士がとった行動は、話を傾聴すること、カネさんのアイディアや工夫を大切にすること、作業選択の機会を提供すること、そしてカネさんの大事なことを整理すること、視覚障害があっても状況が理解できるようわかりやすく説明すること、といえます。

（2）物理的・人的環境を調整する

戦略 **8** 環境を落ち着いたものに調整する

　視覚障害を持つカネさんのために、感覚刺激をコントロールすることがありました。たとえば、カネさんの病室から作業療法室までの移動にあたって、作業療法士と一緒に次の項目を確認していきました。

①エレベータまでの経路

②廊下の手すりの位置

③病室の数

④看護詰め所やお手洗いの場所

⑤曲がり角、階段の位置

⑥デイルーム、ホール等の位置

⑦各場所の環境音

⑧各場所の匂い等

　これらの確認により、作業療法室までの道順は、カネさんの知っているなじみの環境となり、1人で作業療法室まで来ることが可能となりました。

戦略 9 家族を受容し、支える

　一緒に入院している夫のキンさんも作業療法を受けており、ストレス発散の場を得ていました。退院先となる自宅で同居している長男家族とは、カネさん夫婦との関係が同居の開始時から良い関係とはいえず、病院スタッフが関わることは難しいものでした。カネさんの作品が完成した時、孫にプレゼントすることができましたが、家族が和解していくには時間をかける必要を感じました。

　以上のように、カネさんを受容し尊重することと物理的・人的環境を調整しながら、作業に関わるよう働きかけていきました。

（3）作業の周到な準備と臨機応変な対処により、作業を成功に導く

戦略 3 作業が成功するように準備する

　カネさんは「働くこと」を大切にしている人でした。そのため、遊び的要素の強い作業を提供するためには、働く「仕事」の意識を先に作ることが必要でした。作業の導入を工夫すること、失敗の不安を取り除くこと、作業に習熟するための段階づけをすること、成功を次の作業につなげること、自分で作ったという思いを大切にすること、そしてストレス発散の場になることが必要でした。

（4）作業の習慣化により、生活リズムを構成する

戦略 6 作業により良い習慣・生活リズムをつくる

　カネさんにとって、作業療法で提供されたものは「仕事」と「遊び」を満たすものでした。これらは病院や作業療法室の中で、役割を持つことにつながり、彼女の口癖である「起きて働く果報者」を満足させるものでした。

協同医書出版社の好評書

作業療法テキストのスタンダード
作業療法学全書
改訂第3版

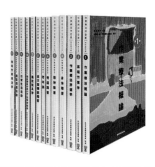

日本作業療法士協会が責任をもって監修する、国試対策には最も強力な、
作業療法の定番テキストです。各巻とも、ICFの概念に準じて編集し、
見やすく・わかりやすいように図表を増やしました。
効率的かつ確実な学習のための重要なツールであり、
系統立てて知識と技術を身につけるためには
最適のシリーズです。

詳細はこちら

【全13巻】 日本作業療法士協会 監修

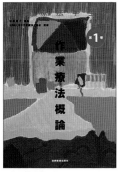

第1巻
作業療法概論
杉原素子●編集
B5判・324頁・2色刷
定価3,740円(本体3,400円+税10%)
ISBN978-4-7639-2118-5

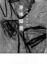

第4巻
作業治療学1
身体障害
菅原洋子●編集
B5判・364頁・2色刷
定価4,180円
(本体3,800円+税10%)
ISBN978-4-7639-2121-5

第9巻
作業療法技術学1
義肢装具学
古川宏●編集
B5判・260頁・2色刷
定価3,520円
(本体3,200円+税10%)
ISBN978-4-7639-2126-0

第5巻
作業治療学2
精神障害
冨岡詔子・小林正義●編集
B5判・380頁・2色刷
定価4,180円
(本体3,800円+税10%)
ISBN978-4-7639-2122-2

第10巻
作業療法技術学2
**福祉用具の使い方・
住環境整備**
木之瀬隆●編集
B5判・216頁・2色刷
定価3,300円
(本体3,000円+税10%)
ISBN978-4-7639-2127-7

第6巻
作業治療学3
発達障害
田村良子●編集
B5判・244頁・2色刷
定価3,520円
(本体3,200円+税10%)
ISBN978-4-7639-2123-9

第11巻
作業療法技術学3
日常生活活動
酒井ひとみ●編集
B5判・348頁・2色刷
定価3,960円
(本体3,600円+税10%)
ISBN978-4-7639-2128-4

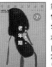

第7巻
作業治療学4
老年期
村田和香●編集
B5判・180頁・2色刷
定価3,080円
(本体2,800円+税10%)
ISBN978-4-7639-2124-6

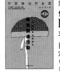

第12巻
作業療法技術学4
職業関連活動
平賀昭信・岩瀬義昭●編集
B5判・212頁・2色刷
定価3,300円
(本体3,000円+税10%)
ISBN978-4-7639-2129-1

第2巻
基礎作業学
澤田雄二●編集
B5判・236頁・2色刷
定価3,520円
(本体3,200円+税10%)
ISBN978-4-7639-2119-2

第8巻
作業治療学5
高次脳機能障害
渕雅子●編集
B5判・268頁・2色刷
定価3,520円
(本体3,200円+税10%)
ISBN978-4-7639-2125-3

第13巻
地域作業療法学
太田睦美●編集
B5判・248頁・2色刷
定価3,520円
(本体3,200円+税10%)
ISBN978-4-7639-2130-7

第3巻
作業療法評価学
生田宗博●編集
B5判・378頁・2色刷
定価4,180円
(本体3,800円+税10%)
ISBN978-4-7639-2120-8

協同医書出版社
〒113-0033 東京都文京区本郷3-21-10 kyodo-isho.co.jp
Tel. 03-3818-2361 / Fax. 03-3818-2368

最新情報は
こちらから

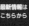 twitter
 facebook

 Instagram

 ホームページ

■ 協同医書出版社 MOHO関連書 ■

基本図書 キールホフナーの 人間作業モデル 改訂第5版

[理論と応用]

Renée R. Taylor●編著
山田 孝●監訳

最新版

作業療法士の「クライアントを知りたい」気持ちに応える!

Gary Kielhofner によって開発された「人間作業モデル(MOHO)」を理解するために必要な「意志」「習慣化」「遂行能力」「環境」の4つの要素をはじめとした理論的背景,リーズニング,介入過程,評価法,事例,プログラム開発,エビデンスといったすべてを網羅しています.臨床で大いに活用できる作業療法士必携基本図書の最新版.

立ち読みPDF

● B5判・624ページ・2色刷
定価9,350円(本体8,500円+税10%)　ISBN978-4-7639-2144-4

事例でわかる 人間作業モデル

好評書

山田 孝●編著

人間作業モデルを知りたい,分かりたい人のために──

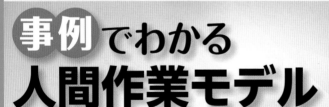

歴史,理論,評価法の解説を踏まえたうえで,さまざまな臨床場面において人間作業モデルを適用した16の事例を紹介.臨床の進め方がリアルにわかります.

これから人間作業モデル〈MOHO〉を学習したい方,あるいは人間作業モデルの理論を身につけたうえでさらに臨床の進め方を知りたいという方にとって,非常に価値ある一冊です.

立ち読みPDF

● B5判・240ページ・2色刷
定価4,070円(本体3,700円+税10%)　ISBN978-4-7639-2140-6

長男家族との関係を調整し、自宅へ退院するまでには至りませんでした
が、作業療法として「仕事」が提供され、さらに、民謡を用いた活動が「遊
び」として継続されたことは、カネさんが大切にした生き方を支援すること
につながったものと考えます。

用語解説

○ 視覚障害の作業療法

　視覚と聴覚は、身体接触をしなくとも環境から情報を集めることのできる
ものです。そのため、コミュニケーション技能、知覚運動技能、そして処理
技能の遂行能力に大きく影響します。環境からの情報を受け取り、その状況
に合うように調節する感覚機能は重要な働きを持ちます。

　視覚障害の作業療法を考える時、他の感覚が効果的に使われているかどう
かを評価しなければなりません。視覚的手掛かりは会話にも影響します。表
情が読めないなど非言語的情報を集めることが難しくなると、会話も億劫に
なることもあります。

　実際の状況で繰り返す実践が、自立した生活を獲得するのには有効です。
生活場面の音、匂いなど、目印となるものを確認しながらすすめます。

● 文 献

《カネさんとキンさんの事例報告》

▶ 村田和香，山田　孝：老年痴呆に至った片麻痺患者の作業療法－パラチェック老人
行動評定尺度を用いて－．作業療法 5（3）：27-35，1986.

▶ 山崎郁雄，細川　忍，山田　孝，村田和香：老人患者の家庭復帰を阻害する要因に
ついて－－症例を通して－．北海道作業療法学会誌 5（1）：48-51，1988.

▶ 渡辺明日香，村田和香，松浦由枝，細川　忍：痴呆を伴う高齢視覚障碍者の作業療
法における作業活動の意味と治療的特性．北海道作業療法 15（1），39-45，1998.

《視覚障害の作業療法を学ぶ文献》

▶ 村田和香：視聴覚障害（日本作業療法士協会・監修：作業療法学全書，改訂第 3 版 第
7 巻 老年期）．協同医書出版社，pp130-133，2008.

第4章
師匠キヨさんが看護婦長の ミウラさんとタッグを組んだ

ものがたりの主人公 キヨさん

　作業療法士になって間もないころ担当したキヨさんは、かつては助産師でした。定年まで助産師として勤めあげた一方で、わが子を立派に育てたことが自慢でした。仕事と家庭を両立することができて一人前、という考えの持ち主です。また、女性が働くことに対して、理解のある夫を見つけるべき、それがとても大事だと思っていました。助産師の仕事を定年で退いた後は、趣味の詩吟や、夫との旅行を楽しんでいた人でしたが、脳出血のため片麻痺になりました。これまでとは違って、思い通りにならない身体にいらつき、失敗を恐れ、他者との接触を拒否し、病棟では問題患者となっていました。

もう1人の主人公 ミウラさん

　ミウラさんは認知症で入院してきた人でしたが、定年までは看護婦長(現在の看護師長。当時は看護婦長の名称で、略して婦長と呼ばれていました)として働いてきたそうです。女性も手に職を持った方が良いと父にすすめられ、看護学校へ進学しました。ですが、看護学校卒業と同時に、父は病気で亡くなりました。家の経済的支えになるべく、働き続けました。弟たちには「お姉ちゃんのおかげ」と感謝されていましたが、その半面、仕事一筋で、趣味のない姉を心配していたそうです。定年となり、これからの人生を考え

ながら、しばらくは病院の非常勤で後輩の指導をする話が進んでいました。ところが、そのころミウラさんの様子がおかしいことに、誰もが気づくようになりました。たとえば、患者さんの名前をしっかり覚え、きっちり仕事をしていたミウラさんに、名前を忘れる、時間を間違える、行き先を間違えるなどの不自然な状態が現れたのです。ミウラさん自身も不安になり、病院を受診して認知症の診断を受けたのでした。

1 キヨさんの作業療法

　キヨさんは作業療法士と交流する中で、新人作業療法士だった私を医療職として一人前にすることが、自分の仕事だと自覚し、作業療法士の師匠となりました。キヨさんと作業療法士の間には、師匠と弟子の役割が加わったのです。

　キヨさんの作業療法の時間は、新人作業療法士には修行の場となり、キヨさんにとっては楽しみになりました。作業療法室で作業療法士を厳しく指導するキヨさんは、病棟では優しい態度に変わっていきました。そのため、病棟スタッフもキヨさんとの会話が増えていきました。

2 ミウラさんの作業療法

　ミウラさんは、普段は姿勢良く、すたすたと歩きますが、何か気にかかると動くことができなくなり、目をしばしばさせ瞬きが多くなりました。そんな時は休まないと、混乱することが見られました。

いつもは自分の受けている作業療法で昔話をしながら絵を描いています。作業療法士との話の中で、ミウラさんと仕事についてお話ししたことがありました。「ミウラさん、働きはじめたころ、新人のころを覚えていますか？」。ミウラさんは話してくれました。「あのころ、女の人はあまり働き口がなかったんです。私は看護学校に行ったので、働くのは当たり前だし、働き口も心配なかった。先輩や婦長に鍛えられました。最初は辛かったよ。私が働くことで、弟たちを学校に行かせたかったし。働かなければならなかったの」。

3 キヨさんとミウラさんの作業療法の展開
2人で若い作業療法士を育てる

キヨさんは自分の検査や体調不良の時に、作業療法を休まなければならないことを残念に思っていました。なぜなら、新人教育は継続が大切と考えていたからです。キヨさんは入院患者の中に医療職だった人がいないか、情報収集をはじめました。そして、かつて看護婦長であったミウラさんを見つけました。

ミウラさんはキヨさんの提案に乗りました。師匠キヨさんが作業療法室に来られない時、ミウラさんが婦長としてやってきます。ただ、師匠キヨさんとは違って、ミウラ婦長は作業療法士にとって、少し甘えることのできる存在でもありました。ふんふんと、話を聞いてくれます。「よく頑張ったね」と誉めてもくれます。ミウラさんにそう言われると、作業療法士も泣きたくなるほどホッとします。私たちは、**治療者－患者の関係**[→用語解説]だけではなく、お互いをケアしている存在でもあることを気づかせてくれます。ただ、あまり「愚痴」を言いすぎると、ミウラさんは働いていた時のことと混乱す

るようで、目がしばしばして瞬きが多くなります。こんな時はいつの話かわからなくなり、自分の体験のようになってしまいます。なので、ミウラさんの瞬きが多くなると、作業療法士も「愚痴」を言うのはやめることにしていました。

ミウラ婦長が作業療法士を誉めた後に集団レクリエーションへ参加すると、いつも以上に背筋がしゃんとして、師匠のキヨさんや作業療法士の私よりも大きな声を出して、他の患者さんをまとめてくれます。

病棟へ戻ってからは、師匠キヨさんはミウラ婦長と一緒に、若い医療職（作業療法士）を鍛えようと打ち合わせをしていました。作業療法室での役割が2人にとって大切な作業になり、病棟へと場所が変わってもつながる作

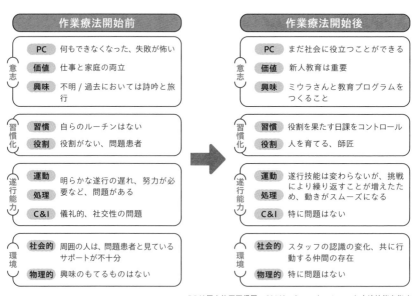

		作業療法開始前			作業療法開始後
意志	PC	何もできなくなった、失敗が怖い	意志	PC	まだ社会に役立つことができる
	価値	仕事と家庭の両立		価値	新人教育は重要
	興味	不明／過去においては詩吟と旅行		興味	ミウラさんと教育プログラムをつくること
習慣化	習慣	自らのルーチンはない	習慣化	習慣	役割を果たす日課をコントロール
	役割	役割がない、問題患者		役割	人を育てる、師匠
遂行能力	運動	明らかな遂行の遅れ、努力が必要など、問題がある	遂行能力	運動	遂行技能は変わらないが、挑戦により繰り返すことが増えたため、動きがスムーズになる
	処理			処理	
	C&I	儀礼的、社交性の問題		C&I	特に問題はない
環境	社会的	周囲の人は、問題患者と見ているサポートが不十分	環境	社会的	スタッフの認識の変化、共に行動する仲間の存在
	物理的	興味のもてるものはない		物理的	特に問題はない

PCは個人的原因帰属、C&Iはコミュニケーションと交流技能を指す

図4-1　人間作業モデル（MOHO）で示すキヨさんの変化

業になりました。

　２人とも作業療法士が何ものかは知りません。昔はそんな職業はなかったといわれます。けれど、作業療法士が生活を支える努力をしていること、自分のこれまでやってきたことを発揮してよい場をつくっていることは理解してくれています。そして、良い仕事だとも言ってくれます。

　作業療法前後のキヨさんとミウラさんの変化をそれぞれ図に示します（図4－1、図4－2）。

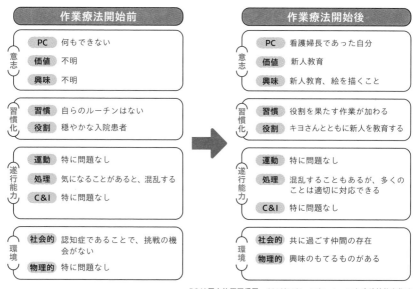

PC は個人的原因帰属、C&I はコミュニケーションと交流技能を指す

図4－2　人間作業モデル（MOHO）で示すミウラさんの変化

4 ┃ キヨさんとミウラさんの作業療法戦略

師匠キヨさんとミウラ婦長の作業療法を整理してみます。

＜キヨさん（図4−3）＞

　キヨさんは、病棟では問題患者として扱われていましたので、まずは「クライエントを受容し尊重する」と「物理的・人的環境を調整する」ための戦略を用いる必要性を作業療法士は感じていました。

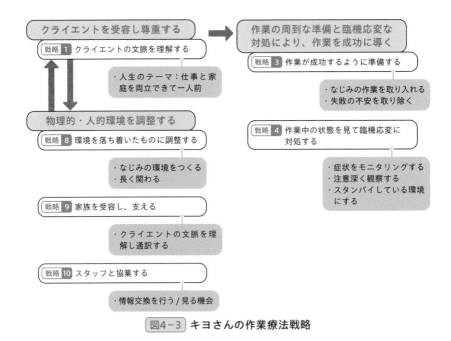

図4−3 キヨさんの作業療法戦略

（1）クライエントを受容し尊重する

戦略 **1** クライエントの文脈を理解する

　作業療法の開始当初、障害を持つ前は何でもできていたキヨさんが、片麻痺という障害を持ったために自信を失い、人との接触を拒んでいました。かつての自分の姿とのギャップにいら立ち、本来のキヨさんではなくなっていたことが理解できました。キヨさんとのお話の時間を大切にすることにより、丁寧に作業歴を把握し、彼女の人生のテーマが仕事と家庭を両立させてきたことだとわかりました。

　また、作業療法士と共に大切なことや物を整理すること、作業選択の機会を提供したこと、拒否された時には引き下がりはしましたが、そばで見守ったことが、環境の調整にもつながりました。

（2）物理的・人的環境を調整する

戦略 **8** 環境を落ち着いたものに調整する

　キヨさんにとって、環境がなじみのものとなるよう働きかけることが必要でした。そのために、長く関わることはもちろんでしたが、これらが戦略9：家族を受容し、支えることと、戦略10：スタッフと協業することに結びついていきました。

戦略 **9** 家族を受容し、支える

　キヨさんの病室や病棟での姿は、退院後の生活を考えると家族に不安を与えるものでした。優しく、しっかり者だったキヨさんが、病室や病棟では嫌われ者の存在になっていることに驚くと同時に、病気による変化で仕方がないと受け止めていました。これは、キヨさんの置かれた状況などの文脈を理解して通訳し、家族にわかるように伝える必要がありました。役割を持ってからのキヨさんの変化していく姿は、家族にとって救いとなったことがわか

ります。

戦略 **10** スタッフと協業する

　作業療法室でのキヨさんの姿を病棟スタッフに見てもらう機会を多く持ち
ました。また、キヨさん自身の変化にスタッフが気づきやすくするよう、情
報を提供しました。

（3）作業の周到な準備と臨機応変な対処により、作業を成功に導く

　以上のような、キヨさんの理解と環境の調整をしながら、キヨさんが大切
にしていた作業である新人作業療法士を育てることへと進む、すなわち、作
業の周到な準備と臨機応変な対処により、作業を成功に導く戦略を立ててい
きました。

戦略 **3** 作業が成功するよう準備する

　これまでなんでもうまくこなしてきたキヨさんにとって、失敗は恐ろしい
ことでした。そのため、失敗の不安を取り除くことが大切でした。また、失
敗の原因をキヨさん自身以外のところに置く必要がありました。たとえば、
作業療法士が初めての道具を持ち込んだためにうまくできなかった、キヨさ
んの家の自室より作業療法室が広いので体力が十分ではなかったなど、うま
くいかなかった理由はキヨさんの能力のせいではないと思えるようにしまし
た。

戦略 **4** 作業中の状態を見て臨機応変に対処する

　臨機応変に対処するためには、注意深く観察するなど症状をモニタリング
することで、スタンバイしている環境にする必要がありました。

＜ミウラさん（図4-4）＞

　ミウラさんは、普段は穏やかでしたが、気になることがあると混乱し、動

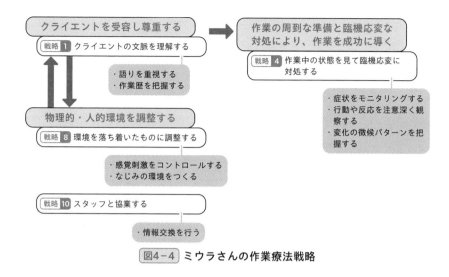

クライエントを受容し尊重する
戦略 1 クライエントの文脈を理解する
・語りを重視する
・作業歴を把握する

作業の周到な準備と臨機応変な対処により、作業を成功に導く
戦略 4 作業中の状態を見て臨機応変に対処する
・症状をモニタリングする
・行動や反応を注意深く観察する
・変化の徴候パターンを把握する

物理的・人的環境を調整する
戦略 8 環境を落ち着いたものに調整する
・感覚刺激をコントロールする
・なじみの環境をつくる

戦略 10 スタッフと協業する
・情報交換を行う

図4-4 ミウラさんの作業療法戦略

けなくなる人でした。そのため、「クライエントを受容し尊重する」と「物理的・人的環境を調整する」、「作業の周到な準備と臨機応変な対処により、作業を成功に導く」ための戦略を用いる必要性がありました。

（1）クライエントを受容し尊重する

戦略 1 クライエントの文脈を理解する

　ミウラさんは仕事一筋で、きっちりと仕事をしてきた人でした。看護婦長として信頼されて定年まで働き、これから後輩の指導や自らの人生を見直そうという時の認知症の発症でした。ミウラさんは仕事が忙しく、趣味や遊びなどの経験が少ない人でした。そのため、作業歴を丁寧に聴取し、興味のあるものを探りました。子どものころ、絵を描くことが好きだった話をヒントに、美術書を眺めることからはじめ、絵を描くことへと進めていきました。

（2）物理的・人的環境を調整する

戦略 8 環境を落ち着いたものに調整する

　ミウラさんは気になることがあると、混乱して、動けなくなります。環境からの感覚刺激をコントロールすることや、なじみのある、安心できる環境であることが必要でした。

戦略 10 スタッフと協業する

　ミウラさんが刺激の多い環境では混乱すること、しかし、調整された環境では落ち着いて昔話をしたり、絵を描くことができることなどを病棟スタッフに情報提供しました。

（3）作業の周到な準備と臨機応変な対処により、作業を成功に導く

戦略 4 作業中の状態を見て臨機応変に対処する

　ミウラさんは環境刺激がきっかけとなって混乱することがあるため、症状をモニタリングする、行動や反応を注意深く観察する、変化の徴候パターンを把握することなどにより、臨機応変に対処する必要がありました。

　師匠キヨさんとミウラ婦長、そして作業療法士のチームを図4-5に示します。

　このようにキヨさんとミウラさんが出会い、新人を育てていたキヨさんに協力して、ミウラさんは作業に参加することになりました。キヨさんとミウラさんがタッグを組んで、人を育てる役割を担うために、医療職の先輩であり指導者として、それぞれが師匠と婦長になりました。これは、作業療法室へ通うことを中心に日課が構成されるという習慣化となりました。そして、生活リズムを構成するために、戦略6：作業により良い習慣・生活リズムをつくる、につながる結果となりました。

戦略 6 作業により良い習慣・生活リズムをつくる

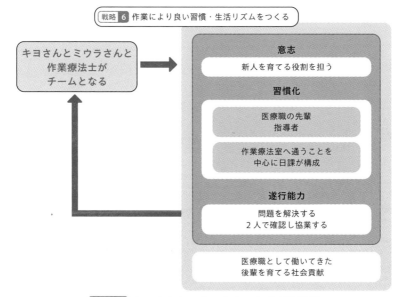

キヨさんとミウラさんと作業療法士がチームとなる

意志
新人を育てる役割を担う

習慣化
医療職の先輩指導者

作業療法室へ通うことを中心に日課が構成

遂行能力
問題を解決する2人で確認し協業する

医療職として働いてきた後輩を育てる社会貢献

図4-5 キヨさんとミウラさんの作業療法戦略

　キヨさんとミウラさんは、先輩医療職として、役割を持ち、新人作業療法士の育成をはじめました。これは、彼女たちが従事してきた職業でも作業として行われてきたものであり、また、社会貢献になるものでもありました。師匠キヨさんとミウラ婦長は、新人教育の役割を分担し、遂行していきました。

用語解説

○ 治療者−患者の関係
　一般的に、治療者−患者関係を言われるものは、治療者が患者の状態をみて、その症状に合わせて治療内容を決定します。そのため、患者は治療者の指示に従うことが求められます。これに対して、作業療法はクライエントで

ある患者が積極的に作業に参加することを期待します。作業療法士はクライエントが作業に参加できるようサポートします。

　作業療法における意図的関係モデルは、クライエントが作業へ参加することがクライエントと作業療法士の関係と密接に結びついていることに注目し、作業療法士の対人技能を整理して示しています。

●文 献

《キヨさんの事例報告》

▶ 村田和香：人間作業モデルと高齢障害者に対する作業療法．北海道作業療法学会誌13(2)：65-71，1997．

《意図的関係モデルを学ぶ文献》

▶ ギャリー・キールホフナー(山田　孝・監訳)：作業療法実践の理論(第7章 意図的関係モデル)．医学書院，pp61-79，2014．

第 5 章 遺影を準備しておきたい トキさん

ものがたりの主人公 トキさん

　大学時代の友人である作業療法士が若くして亡くなった時、デイケアの場でその友人のお葬式の話をしました。遺影が成人式の時の写真でした。彼女のご両親の気持ちを考え切なく感じましたが、友人としては学生時代を共に過ごし卒業し、働き、そして闘病の姿を見てきたために、その時間をどう受け止めてよいのかわからず、辛かったことを話しました。

　デイケアの参加メンバーは、みんなで慰めてくれました。なかでも、うつ病のトキさんは、「人はいつか死ぬ、遅いか早いかはあっても、当たり前のことなんだよ」と、繰り返し声をかけてくれました。

　70 代前半のトキさんはうつ病でした。8 人きょうだいの 6 番目、のんびりした子どもだったそうです。20 代前半で結婚しましたが、夫は妊娠中に病死したため、5 年後にその子どもを連れて再婚しています。再婚相手には3 人の子どもと寝たきりの母がいて、和裁の内職で家計を助けたそうです。50 代半ばで胆のう摘出術後に抑うつ的となり、精神科に 2 か月入院した経験を持っていました。60 歳になる直前に夫が死亡し、その後 10 年ほど 1人で暮らしていましたが、実子である次男夫婦と同居するため引っ越しています。さらに、次男の新居が完成したことにより、次男家族と共に再び引っ越しとなりました。このころから断続的に通院し、抗うつ剤の投与を受け、

デイケアの参加が処方されました。

1 トキさんのデイケア

　デイケア開始時には、うつ症状はかなり改善していましたが、手の震えやふらつきなどの身体症状の訴えが多くありました。現在の住居には、彼女専用の部屋があり、食事以外は1人で過ごすことが多くなっています。同居家族とうまくいっていないため、病状も不安定で家事も手伝うことはありません。

　評価では、家屋などの環境や経済力に問題ありませんでしたが、地域社会や家庭で何の役割も持っていない状態でした。また、社会的関係や家族との関係から、意志決定ができないなど精神的自立が不十分な状態でした。

　トキさんは、再婚後に夫の母と、夫の子どもとの間にそれぞれ新たな親子関係をつくり出し、満足の得られる存在として受け入れられていました。さらに、子どもたちの独立後に、新たな親子関係や祖母としての役割を得ていましたが、夫の死によって妻の役割を失い、同居中の次男の嫁ともうまくいかず、孫が大きくなってからの同居だったのでなつかないなど、不満が鬱積した状態でした。また、引っ越したことで社会的関係も絶たれ、身体症状と抑うつ症状のため自室に閉じこもることが多くなり、自らを役割のない「厄介者の老人」と認識しているようでした。

　デイケアでは、経験のなかった風船バレーなどのグループでのレクリエーションや紙細工などに参加しました。活動自体に含まれている楽しさで、継続的に参加するようになりました。次に、かつての内職の「和裁」に近い手芸作品を完成させた体験によって、満足と自信を持ち、その作品を通して孫

と話す機会が増えました。家事も少し手伝うなど、家庭内での位置づけをつくっていきました。

　時に、作業療法士に何の理由もなく乱暴なことばをかけることがありました。そんな時は、大きな声で作業療法士に不満を言います。内容は、次男家族に向けてのことですが、家では言えないことをデイケアで発散させていくことを良しとしていましたので、反省したトキさんから作業療法士に、あとで謝りの電話がかかってくるのでした。

　先の話に戻りますが、お葬式の遺影の話から、デイケアメンバーで毎年、遺影用の写真を撮ろうということになりました。デジカメのない時代、家庭内でそう写真を撮ったわけではありませんでした。子どもの姿は写しても、親の写真は少ない、そんなころでした。高齢で亡くなっても、若いころの写真を遺影に使っている人が多いことも話題になりました。そこで、年に１度実施していたお花見が遺影写真の撮影会となりました。デイケアメンバー、みんな気合が入りました。美容院に行ったり、床屋に行ったり。着物を着たり、スーツを着たり。カメラをぶら下げてのジーンズ姿は作業療法士だけでした。多くの写真の中から、メンバーはそれぞれ満足のいくものを遺影として選んでいきました。

　トキさんは、今の姿を遺影に使いたいと話していました。そのため、トキさんも美容院に行き、着物で参加しました。お気に入りの桜を見つけ、その下で写真を撮りました。失敗の許されない撮影で、作業療法士はフイルムをたくさん持ってカメラマンになりました。写真の中のトキさんは穏やかに微笑んでいました。それでも、次男に遺影を撮ったことは言えませんでした。「縁起でもないと、叱られると思うから。自分に何かあった時、開けるようにと話している箱の中に、遺影の写真は入れてある」、そう話してくれました。

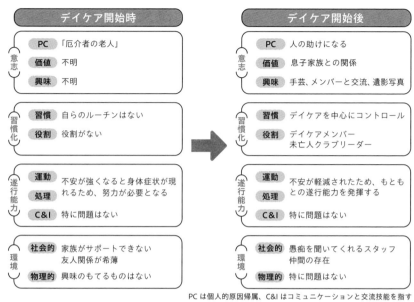

デイケア開始時

意志
- PC 「厄介者の老人」
- 価値 不明
- 興味 不明

習慣化
- 習慣 自らのルーチンはない
- 役割 役割がない

遂行能力
- 運動・処理 不安が強くなると身体症状が現れるため、努力が必要となる
- C&I 特に問題はない

環境
- 社会的 家族がサポートできない 友人関係が希薄
- 物理的 興味のもてるものはない

デイケア開始後

意志
- PC 人の助けになる
- 価値 息子家族との関係
- 興味 手芸、メンバーと交流、遺影写真

習慣化
- 習慣 デイケアを中心にコントロール
- 役割 デイケアメンバー 未亡人クラブリーダー

遂行能力
- 運動・処理 不安が軽減されたため、もともとの遂行能力を発揮する
- C&I 特に問題はない

環境
- 社会的 愚痴を聞いてくれるスタッフ 仲間の存在
- 物理的 特に問題はない

PC は個人的原因帰属、C&I はコミュニケーションと交流技能を指す

図5-1 人間作業モデル（MOHO）で示すトキさんの変化

トキさんがデイケアに参加したことによる変化を図5-1に示します。

2 インフォーマルグループ「未亡人クラブ」

　トキさんは、デイケアメンバーの中に自然にできたインフォーマルグループ「未亡人クラブ」のリーダー的存在でした。トキさんとじっくり話していく中で、2度夫を亡くした経験が自分の病気をつくったと考えていたことが、わかりました。悲しみの中でも子どもを育てなければならず、親の介護をしなければなりませんでした。とにかく必死だったそうです。そのため、配偶者を亡くした人に、先に亡くした経験を持つ者が話をすることは、助け

になるだろうと思っていました。

　次男家族との関係についても、トキさんは話してくれました。自分が再婚したから、連れ子であった次男には我慢させることがあったので、申し訳ない気持ちだったということでした。そのため、家族、特に嫁には遠慮があり、うまくいかない原因になったのではと、考えていました。

　そんなことを若い作業療法士に話すことで、家族とはできないけんかを作業療法士にふっかけたり八つ当たりしたり、泣いたり笑ったりで感情を発散させる機会になっていました。

　実際に、「未亡人クラブ」の活躍は大きなものでした。**ピアサポート**→用語解説の役割を果たしていたと考えます。第6章では、その活躍を描いています。

3 ｜ トキさんの作業療法戦略

　トキさんのデイケアで用いた作業療法戦略を整理してみます(図5-2)。

　トキさんは次男家族との同居、新居完成に伴う引っ越しによって、友人や近所の人とのつきあいが途絶える経験をしていました。しかし、過去には満足の得られる役割を担ってきました。現在は家族の理解不足や本人の病状により、家庭内に役割がなく、また趣味や興味がないために社会的交流の場も失われていることが問題としてあげられました。

　さらに、2人の夫の死により生活が変わってきた体験を持っているため、「死」に関わることは、縁起でもないと拒否が強くなったり、抑うつ的になったりする人でした。

　トキさんの置かれた状況を理解し、不安を軽減するために、「クライエントを受容し尊重すること」と「物理的・人的環境を調整すること」の戦略を

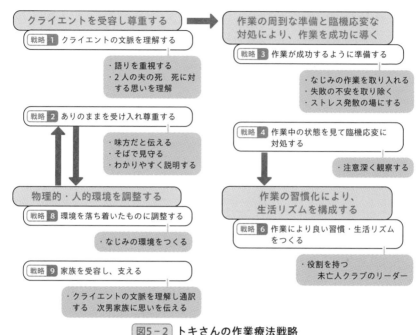

・語りを重視する
・2人の夫の死　死に対
　する思いを理解

・なじみの作業を取り入れる
・失敗の不安を取り除く
・ストレス発散の場にする

・味方だと伝える
・そばで見守る
・わかりやすく説明する

・注意深く観察する

・なじみの環境をつくる

・役割を持つ
　未亡人クラブのリーダー

・クライエントの文脈を理解し通訳
　する　次男家族に思いを伝える

図5-2　トキさんの作業療法戦略

多く用いました。

（1）クライエントを受容し尊重する

戦略 1 クライエントの文脈を理解する

　トキさんは、不安が強くなると、身体症状に現れてくるのでした。さら
に、自分の存在を何もできなくなってしまった、「厄介者の老人」と感じて
いる人でした。そのため、トキさんが何を望んでいるのか、語りの中から、
置かれた状況を理解していきました。

戦略 2 ありのままを受け入れ尊重する

　トキさんのありのままを受け入れるために、拒否された時は引き下がり、

無理はしないこと、話をとにかく聞くこと、そばで見守ることを中心に、デイケアスタッフの態度を一貫したものにしました。このことは、トキさんにスタッフは味方だとわかりやすく伝わったものと考えられます。

（2）物理的・人的環境を調整する

戦略 8 環境を落ち着いたものに調整する

不安の解消のために、トキさんにはなじみの環境となるよう働きかけました。時間の共有、場の共有、同じ作業をして、デイケアの流れがトキさんにわかりやすいものとしました。

戦略 9 家族を受容し、支える

家族とは直接会うことはなかなかできませんでした。けれど、月に1度、トキさんの変化を電話で伝えることを次男と約束していたため、この電話がトキさんの思いを伝える機会となりました。

以上のように、トキさんを受容し尊重することと物理的・人的環境を調整しながら、作業に関わるよう働きかけていきました。デイケアでの活動は、環境が整い、不安が軽減されると、もともと遂行能力の高いトキさんは、作業の導入がスムーズとなりました。慣れたデイケアの場では、インフォーマルなグループもでき、役割を持つことにつながりました。

（3）作業の周到な準備と臨機応変な対処により、作業を成功に導く

先に触れたように、トキさんにとって失敗することは恐ろしく、不安が強くなるものでした。そのため作業療法士は、以下の2つの戦略を常に意識していました。

戦略 3 作業が成功するように準備する

トキさんに対して、失敗をさせないことが大切でした。そのため、失敗の

不安を取り除くこと、問題を予知し先の見通しを立てること、ストレス発散の場にすることを行いました。

戦略 4 作業中の状態を見て臨機応変に対処する

　トキさんは、不安になると身体症状が現れる人でした。そのため、よく観察することが必要でした。

（4）作業の習慣化により、生活リズムを構成する

戦略 6 作業により良い習慣・生活リズムをつくる

　トキさんは、デイケアの慣れた環境内での交流により、メンバーの話を聞いたり、若い作業療法士にアドバイスをしたりなど人生の先輩の役割を果たせるようになりました。これはまた、トキさんにとって大きな自信となったものと考えられます。

用語解説

○ ピアサポート

　ピアサポートの「ピア」は英語の peer で、仲間、対等、同輩を意味しますので、「仲間同士の支え合い」をあらわします。

　心身障害・疾患、あるいはがんを経験したなど当事者の相互支援活動として行われているものもあります。自らの問題に対して主体的に向き合い、困難を抱えていてもその中で自分の生き方を追求していく、ということです。障害や症状のない状態に戻るのではなく、新しい生き方を探っていくこと思います。ピアサポートは、仲間、そして自分自身が、生き方を追求していく自己決定を助けます。

　「未亡人クラブ」は自然発生したインフォーマルグループでした。黙って自分の体験や考えを聞いてもらい、黙って相手の体験や考えを聞く、ということが参加者のサポートになったのだと感じています。

● 文 献

《トキさんの事例報告・関連する文献》

▶ 村田和香：提言 − 健やかな老後のために貢献できること − ．作業療法ジャーナル 37 (10)：962-963，2003.

▶ 村田和香，丸谷隆明，本間裕子，上野武治，小原敏之，後藤葉子：高齢者の家庭内役割に関する一考察 − デイケアに参加したあるうつ病患者を通して − ．北海道作業療法学会誌 6 (1)：13-15，1989.

▶ 村田和香：デイケアにおける『死への準備』の試み − あるうつ病患者の遺影選択を通して − ．精神神経学雑誌 95 (2)：203，1990.

《ピアサポートを理解するための文献》

▶ 日本ピア・サポート学会ホームページ (http://www.peer-s.jp/)．アクセス日：2022 年 12 月 1 日

第6章
郵便局長夫人だったアキさんを支える未亡人クラブの活躍

ものがたりの主人公　アキさん

　アルツハイマー病で前立腺がんだった夫を亡くしたアキさんは、最期の時まで自分で介護できなかったことを悔やみ、抑うつ状態が続きました。夫の認知症がひどくなり、1人で介護できずに特別養護老人ホームへ入った後で、がんが見つかったのです。どうして病気に気がつかなかったのだろうと、自責と悔恨が渦巻いていました。母を心配した娘さんの相談を受け、アキさん自身もデイケアに参加することになりました。

　アキさんは70代半ばの女性で、もともとは郵便局長だった夫の付き添いで、デイケアに来ていた人でした。夫のユウさんの退職後は、娘家族の近くに新居を購入して引っ越し、以後2人の生活でした。夫婦で旅行を楽しみ孫との交流もでき、そして郵便局の退職者仲間と毎年の旅行をするなど、安定した老後の生活を送っていました。

　しかし、夫のアルツハイマー病の発病により、生活パターンは一変しました。物忘れの目立つ夫は、腎臓結石の手術後には徘徊や見当識障害が出現し、日常生活では常に監視が必要な状態となりました。精神科を受診し、認知症と診断されデイケアの参加が処方されたという経緯です。その後さらに、夫の病状は悪化し、せん妄や失禁が頻繁になり、1人で外に出たがり、外出しても迷って警察に保護されるといった状態となりました。アキさん1

人では介護も困難なため、夫のユウさんは特別養護老人ホームに入所となりました。夫を自宅で介護できなかったことへの自責の念に加え、初めての1人暮らしの不安などから抑うつ的となり、不眠や頭痛、胸部苦悶感も出現したため、先に触れたように娘さんから相談を受け、アキさん本人の感情や意欲の改善を目的としてデイケアの参加が処方されました。

1 | アキさんのデイケア

　夫が施設に入所した後、デイケアスタッフは電話でアキさんをサポートしていました。当初はもっぱらアキさんの愚痴の聞き役に徹するなど、受容的態度で接しました。さらに、デイケアへ規則的に参加することにより、1日の生活リズムをつくること、他のメンバーとの交流やレクリエーションを通して興味や趣味を探索し、生きがいへとつながること、そして近隣との交流を促進することによって、1人暮らしの生活が可能となるように援助することを目標としていました。デイケアに参加する中で、親しいメンバーと交流することにより、徐々に気持ちの余裕を取り戻し、楽しんでデイケアに参加することができるようになっていました。それは夫の面会時にも、以前と同様の愛情を持って夫と接することができていたとのアキさんからの報告にも現れていました。

　ところが、入所中の夫は前立腺がんで亡くなりました。再び抑うつ的になったアキさんは、デイケアの休みが続きました。デイケア中断中は電話でサポートを続けました。アキさんがデイケアに顔を出した時、未亡人クラブが活躍しはじめました。

2 インフォーマルグループ「未亡人クラブ」

　未亡人クラブは配偶者を亡くしたメンバーたちの集まりです。彼女たちはアキさんに自分の経験を話してくれます。そして、「3年は悲しんでいいんだよ。悲しい、寂しいと言ってあげるんだよ」と話します。「(その間に)三回忌法要もある。やらなくてはならないことがたくさんある。そうしたら、自分のことを考えることができるようになるのよ」。

　未亡人クラブは頼もしい存在でした。葬儀後の手続きの経験を話してくれたり、良いお花を扱っているお店を紹介してくれたり、1人分の食事をつくるのが面倒な時に簡単にできる料理レシピを紹介したり、と押し付けではなく、自分の経験として話してくれます。

　また、未亡人クラブの活躍は、配偶者を亡くした人に対してだけではありませんでした。友人を失った若い作業療法士にも話してくれました。「誰でもいつかは死ぬんだよ」、「早いか遅いかの違いだよ」、「早いから、かわいそうというわけではないんだよ」、「悲しくても、残った者はご飯を食べなきゃいけないんだよ」。心にしみて、癒されます。誰もが、一方的にケアされるだけの存在ではないことに気がつきます。医療職がケアしているのではなく、みんながケアし、そしてケアされていました。

3 アキさんの変化

　そんな未亡人クラブの活躍が、アキさんにとっても優しい穏やかな時間となりました。硬い表情だったアキさんが、「ここに来るとホッとする」とい

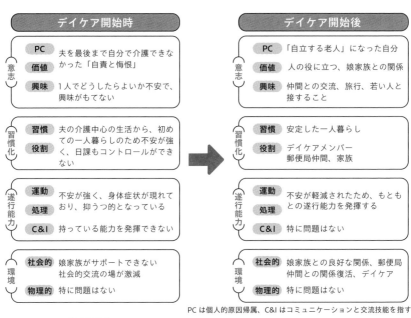

PC は個人的原因帰属、C&I はコミュニケーションと交流技能を指す

図6-1 人間作業モデル（MOHO）で示すアキさんの変化

うことばを漏らすようになりました。1人暮らしの生活を考えるために、デイケア参加は定期的になりました。

　アキさんは郵便局仲間との活動が復活し、夫のユウさんの話をする機会も増えました。普段は自分を「自立する老人」とみなし、過度の負担がかからないよう、出かけた後は休息をとるようにしていました。それでも疲れた時は、これまで遠慮していた娘家族と一緒に食事をするようになりました。

　3年たったころアキさんは、学生の卒業研究に積極的に協力してくれました。「年を取った経験を話すだけで、若い人の役に立てるなんて思ってもみなかった」と、笑って学生のインタビューを受けてくれます。ご自宅を訪ねると、学生はまずご仏壇にお参りするよう促されます。知らない学生には、お線香のあげ方やおりん（仏具）の鳴らし方を教えます。そのあとは、家族の

意味、親の存在、夫との生活などを話してくれます。

　アキさんも、今は立派な未亡人クラブのメンバーです。アキさんの変化を図 6−1 に示します。

4 ｜ アキさんの作業療法戦略

　アキさんの作業療法を整理してみます（図 6−2）。
アキさんは夫のユウさんの発病や通院、デイケア参加、施設入所、死亡といった一連の経過の中で、夫婦 2 人の生活から 1 人暮らしを行うことに

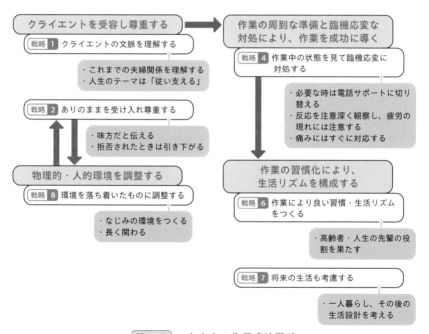

図6−2 アキさんの作業療法戦略

なった時期にある妻の役割を持っていました。そのため、当時のアキさんの抱えていた問題は郵便局長から退職し、認知症になった夫との関係の在り方、そして単身となった後の生活を考えることでした。

アキさんの置かれた状況を理解し、不安を軽減するために、「クライエントを受容し尊重すること」と「物理的・人的環境を調整すること」の戦略を多く用いました。

（1）クライエントを受容し尊重する

戦略 1 クライエントの文脈を理解する

アキさんはこれまで郵便局長だった夫のユウさんに従い、内助の功を発揮することを大切に考えてきた人でした。アキさんの「人生テーマ」は夫に従い、夫を支えることでした。長年連れ添った夫の変化に直面し、その症状を理解することができずに、混乱した状態にあったことがわかりました。ずっと頼りにしていた夫の存在、平和だった2人の生活の喪失に加え、金銭の管理から生活すべてを1人で背負うことは、初めての体験でした。

一方、夫の変化は妻として共に生きてきた自己の喪失と考え、夫の症状の改善を期待することによって、今後直面するかもしれない危機から身を守り、安心を得ようとしているようでした。アキさんの語りの中から、置かれた状況を理解していきました。

戦略 2 ありのままを受け入れ尊重する

アキさんはそのままで良いこと、頑張らなくても良いことを、スタッフやデイケアメンバーから伝わるように配慮しました。いつでもアキさんの味方としていること、そばにいることを、目に見える形で伝えました。これが、「物理的・人的環境を調整する」戦略につながりました。

（2）物理的・人的環境を調整する

戦略 **8** 環境を落ち着いたものに調整する

デイケアの場面がアキさんのなじみの環境となるよう働きかけました。いつものメンバーとスタッフが話を聞くことのできる余裕を持って時間や場を共有することを通して、デイケアの場がアキさんにとって安心できる環境となりました。

以上のように、アキさんを受容し尊重することと物理的・人的環境を調整しながら、デイケアに継続して参加できるよう、参加できない時は電話でつながっていることを感じてもらえるよう働きかけていきました。

（3）作業の周到な準備と臨機応変な対処により、作業を成功に導く

戦略 **4** 作業中の状態を見て臨機応変に対処する

アキさんの不安が軽減されると、もともと遂行能力の高いアキさんなので、デイケア場面では、特別な問題はありませんでした。しかし、将来に不安が生じると疲れや痛みとして現れるため、変化の徴候パターンを把握することが大切でした。

（4）作業の習慣化により、生活リズムを構成する

戦略 **6** 作業により良い習慣・生活リズムをつくる

アキさんは、未亡人クラブのメンバーとして、新たな役割を持ちました。また、学生に人生経験を話すことが、人生の先輩としての大きな役割であると認識されていました。

戦略 **7** 将来の生活も考慮する

将来を予測し、1人暮らしの維持だけではなく、弱った時にどうしたらよいのか、家族や社会支援を学ぶ機会の提供が、アキさんを支えることにつな

がりました。

●文 献

《アキさんの事例報告文献》

▶ 村田和香，河野仁志，上野武治，入舟真千子，高橋義人：一人暮らしの老婦人に果たすデイケアの役割．北海道作業療法 11(1)：59-65，1994.

《自分が高齢になった時の生活を考えるために読む本》

▶ 外山滋比古：老いの整理学．扶桑社新書，扶桑社，2014.

▶ 上野千鶴子：最期まで在宅おひとりさまで機嫌よく．中央公論新社，2022.

▶ 上野千鶴子：最後の講義 完全版 これからの時代を生きるあなたへ安心して弱者になれる社会をつくりたい．主婦の友社，2022.

▶ 和田秀樹：老いの品格−品よく，賢く，おもしろく．PHP 新書，PHP 研究所，2022.

▶ 村田和香：クオリティ・オブ・ライフ．ケルプ研究所，2010.

第 7 章　シゲさんのお酒が嫌いになる作業療法

ものがたりの主人公　シゲさん

　向かいのコンビニで、カップ酒をこっそり買ってくるシゲさん。飲んだ後は、病室の窓を開けて、ポーンと裏の空き地に空き瓶を投げ捨てていたので、空き瓶があちこちに転がっていました。病棟スタッフは、薄々気がついていましたが、現行犯で見つけていないため、注意もできずにいました。

　シゲさんは 70 代前半で、糖尿病と肝機能障害の症状が強いので、入院していた人です。運動療法を中心とした理学療法を受けていましたが、なかなか良くなる徴候が見られません。理学療法の運動後、作業療法室を覗いては他の患者さんや作業療法士をからかって、時間をつぶしていくのが日課でした。それ以外はベッドで寝ていることが多い人でした。

1 シゲさんの作業療法のはじまり

　主治医からは、シゲさんは肝機能に問題があるので、「お酒の嫌いになる作業療法を」と笑って冗談のように処方されました。どうしたものかと作業療法士は悩みましたが、とりあえず、ごみ袋と火ばさみを 2 組用意しました。そして、シゲさんへ運動のために、裏の空き地に転がっている空き瓶を

一緒に片づけようと誘いました。シゲさんは「なんで、俺が。俺じゃない
よ」と逃げていきます。長靴を履いた作業療法士が、病院内をずかずか歩
き、シゲさんと鬼ごっこ状態になりましたので、2人して看護師長にきつく
注意されました。

　その結果、シゲさんは一緒に拾うことをしぶしぶ了解してくれました。集
めた瓶はごみ袋2つ分で、シゲさんはその多さに驚きました。作業療法士
によって、空き瓶は少し増量されていましたが、シゲさんは気づきません。
自分の投げ捨てた空き瓶が目の前に積み上げられたので、少し考えたようで
す。「反省する。少し気をつける」、と言ってくれました。

　一緒に看護師長に怒られたことを申し訳ないと思ったのか、「何か役立つ
ことをしたい」と、作業療法で行っているレクリエーションの司会をやって
くれることになりました。そうしてレクリエーションリーダーになったシゲ
さんには、月1回リハビリテーション室で行う30分のレクリエーションを
企画してもらいました。メンバーを15人ほど選んで、そのメンバーにあっ
たゲームやルールを考えてもらいます。たとえば、車椅子を使っている人を
5人にし、それ以外は椅子に座ってもらう。両手を伸ばして頭の上でボール
を渡していく準備体操をしてから、空き缶ボウリング大会をする、といった
ことです。院長杯にして院長に賞品を出してもらおうとか、空き缶を倒れや
すいものと倒れにくいものを用意して並べようとか、アイデアを出してくれ
ます。作業療法士は、リーダーのシゲさんのアシスタントです。

　当日、シゲさんは背広にネクタイをして現れました。メンバーに冷やかさ
れながらも、司会進行をして上手にみんなに声をかけてくれます。昔は営業
マンだったそうです。しばらくは、運動療法も休むことなく続きます。

　けれど、しばらくすると、また空き瓶拾いをしなければならない状態にな
りました。シゲさんの手が震え、声がかすれています。2回目の空き瓶拾い

の後、家族とのことを話してくれました。

　家族のためと思って、仕事を頑張ってきたこと、そうしていると家族との過ごし方を忘れ、家に自分の居場所がないことに気がついたそうです。定年後は奥さんと旅行したいと思っていましたが、体力がなくて一緒に行けないことを残念に感じていましたが、奥さんは友達と旅行へ出かけてしまう。自分は病院にいる。そう考えると飲みたくなるのだそうです。こう話してくれた後は、しばらくお酒を飲まない時が続きました。話をゆっくり聞く時間の大切さに気がつきます。

　とは言うものの、連休や正月に家へ帰ることができないことがわかると、お酒を買いに行ってしまいます。その気持ち、わかります。そりゃあそうだと思います。

　シゲさんは**アルコール依存症**〔→用語解説〕と診断されたことはありませんでしたが、かつては仕事や家庭でうまくいかない時に、多くお酒を飲む習慣がありました。定年後も飲酒の習慣は残り、肝機能障害が問題となりました。糖尿病もあるため、栄養指導と断酒が必要ですが、シゲさん自身の治療しようとする意志が強くないため、隠れて飲酒する習慣を変えることは難しいものでした。シゲさんの状態を人間作業モデル（MOHO）で示したものが図7−1です。

2　シゲさんの作業療法戦略

　シゲさんの作業療法を整理してみます（図7−2）。
　シゲさんは糖尿病と肝機能障害の強い症状を持つ人で、**生活習慣病のリハビリテーション**〔→用語解説〕のクライエントでした。定年まで営業の仕事をして

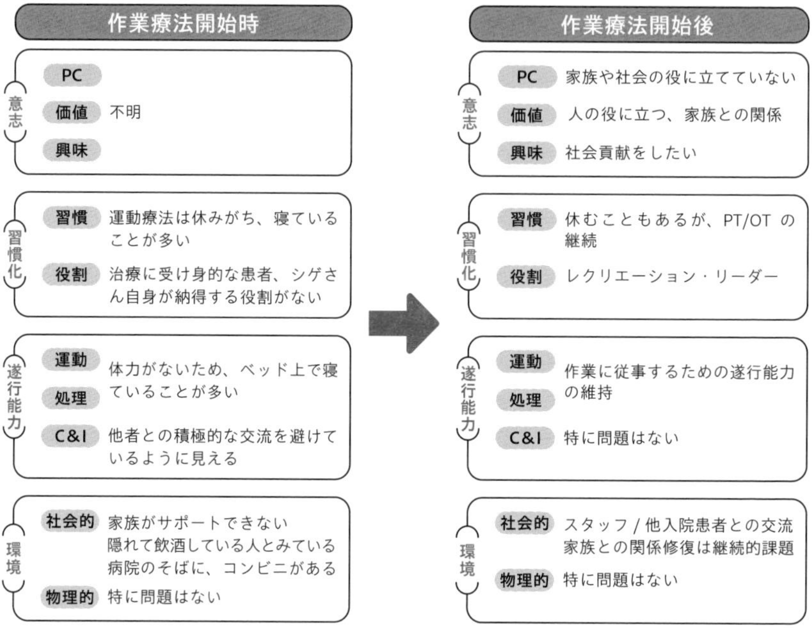

作業療法開始時

意志
- PC
- 価値　不明
- 興味

習慣化
- 習慣　運動療法は休みがち、寝ていることが多い
- 役割　治療に受け身的な患者、シゲさん自身が納得する役割がない

遂行能力
- 運動
- 処理　体力がないため、ベッド上で寝ていることが多い
- C&I　他者との積極的な交流を避けているように見える

環境
- 社会的　家族がサポートできない　隠れて飲酒している人とみている　病院のそばに、コンビニがある
- 物理的　特に問題はない

作業療法開始後

意志
- PC　家族や社会の役に立てていない
- 価値　人の役に立つ、家族との関係
- 興味　社会貢献をしたい

習慣化
- 習慣　休むこともあるが、PT/OT の継続
- 役割　レクリエーション・リーダー

遂行能力
- 運動
- 処理　作業に従事するための遂行能力の維持
- C&I　特に問題はない

環境
- 社会的　スタッフ / 他入院患者との交流　家族との関係修復は継続的課題
- 物理的　特に問題はない

PC は個人的原因帰属、C&I はコミュニケーションと交流技能を指す

図7-1 人間作業モデル（MOHO）で示すシゲさんの変化

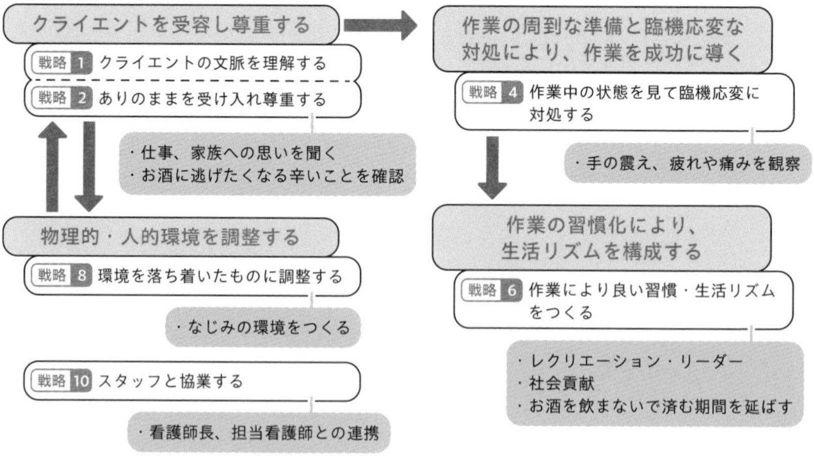

クライアントを受容し尊重する
- 戦略1　クライアントの文脈を理解する
- 戦略2　ありのままを受け入れ尊重する

・仕事、家族への思いを聞く
・お酒に逃げたくなる辛いことを確認

物理的・人的環境を調整する
- 戦略8　環境を落ち着いたものに調整する

・なじみの環境をつくる

- 戦略10　スタッフと協業する

・看護師長、担当看護師との連携

作業の周到な準備と臨機応変な対処により、作業を成功に導く
- 戦略4　作業中の状態を見て臨機応変に対処する

・手の震え、疲れや痛みを観察

作業の習慣化により、生活リズムを構成する
- 戦略6　作業により良い習慣・生活リズムをつくる

・レクリエーション・リーダー
・社会貢献
・お酒を飲まないで済む期間を延ばす

図7-2 シゲさんの作業療法戦略

いましたが、その仕事のつきあいから、過度のストレスや大量のアルコール摂取、不規則な生活など、生活習慣病を発病するような生活習慣を持つ人でした。

理学療法では運動処方がされていましたが、シゲさんからは治そうとする意欲を感じることができませんでした。時に、隠れてお酒を飲んでいるであろうと、主治医を含む職員は思っていました。そこで、シゲさんの思いや考えを探り、今後のリハビリテーションをどのように考えるべきか、「お酒を嫌いになる作業療法」が主治医から処方されたわけです。

シゲさんの置かれた状況を理解するために、「クライエントを受容し尊重すること」と「物理的・人的環境を調整すること」の戦略を多く用いました。きっかけづくりとして、シゲさんの意表を突くところから、シゲさんが投げ捨てたお酒の空き瓶を拾うという作業を導入しました。

（1）クライエントを受容し尊重する

戦略 **1** クライエントの文脈を理解する

普段、シゲさんは同室者とも、スタッフとも積極的に話しません。理学療法で汗を流した後、隣の作業療法室を覗き、手芸をしている患者や作業療法士とおしゃべりをして、時間をつぶしていくといった感じでした。シゲさんの話を引き出すためには、共に作業をする必要を感じました。そして、そこでの語りを重視しました。

シゲさんは家族への思いが大きい人でした。ですが、仕事に一生懸命で、家にいないのが当たり前であったため、家族はシゲさんがいなくても、楽しむ術を見つけそれぞれの習慣ができていました。退職したシゲさんは、仕事で頑張ってきた自分をどうして受け入れてくれないのか、そんな不満を持っていました。それが、お酒をやめられない理由のひとつでした。

　シゲさんには、無理強いしないことにしていました。作業療法室に自ら顔を出すことを大切にしました。そのため、何があっても味方であること、そばで見守ることにしました。

（2）物理的・人的環境を調整する

　シゲさんのご家族に会うことは、できませんでした。シゲさんがお酒をやめることができなかったため、家族があきらめて病院に来なかったからです。

戦略 **8** 環境を落ち着いたものに調整する

　作業療法の場がシゲさんのなじみの環境となるよう働きかけました。レクリエーション場面は、シゲさんがリーダーとして、コントロールできる感覚を得られるようにしました。作業療法士が話を聞くことのできる余裕を持って時間や場を共有でき、作業療法でのプログラムの流れがシゲさんに安心できる環境となりました。

戦略 **10** スタッフと協業する

　病棟スタッフと情報交換を常に行いました。看護師長は、シゲさんと作業療法士には注意を向ける厳しい存在として役割を担うこと、作業療法士は一緒に看護師長に怒られる者としての役割を持ちました。また、シゲさんの担当看護師は、作業療法室から戻ったシゲさんの話を毎日聞くための時間を取ってくれました。

（3）作業の周到な準備と臨機応変な対処により、作業を成功に導く

戦略 **4** 作業中の状態を見て臨機応変に対処する

　シゲさんの体調の変化は、手の震え、疲れや痛みとして現れるため、変化の徴候パターンを把握することが大切でした。常に作業中の確認が必要でした。

（4）作業の習慣化により、生活リズムを構成する

戦略 **6** 作業により良い習慣・生活リズムをつくる

　シゲさんのレクリエーションの参加は、リーダーとしてのものであり、1メンバーとして参加することはありませんでした。人の役に立っている、作業療法士を助けている、そんな役割意識のある時は、お酒を飲まないで済む期間が長くなります。理学療法と作業療法を中心に、日課がつくられていきました。

　シゲさんのアプローチは、ご家族との問題が解決せず、シゲさんの思いを家族に伝える機会が持てずにいました。シゲさんが家族のことを思い辛くなった時、お酒を飲みたくなる気持ちが強くなり、その気持ちを抑えることが難しくなるのでした。

用 語 解 説

○（高齢者の）アルコール依存症

　高齢人口の割合が高くになるに従い、アルコール依存症の高齢者の割合が増加しています。高齢者は若年者に比べて、アルコール血中濃度の増加のしやすさや中枢神経系の感受性、肝臓での処理能力などから、少量の飲酒でも影響を受けやすくなります。また、定年退職を機に自由な時間の増加によって、飲酒量の増える例も多いです。生きる楽しみや生きがい、居場所のなさを感じる時、寂しさを紛らわす行動としてアルコール依存となってしまう現状があるようです。

○生活習慣病のリハビリテーション（作業療法）

　生活習慣病とは、食習慣、運動習慣、休養、喫煙、飲酒等の生活習慣が、その発症や進行に関与する疾患群と定義されています。食事、運動、投薬を

中心に教育的なプログラムが展開されていますが、対象者である患者自身が継続できないことが多職種連携チームの課題となっています。対象となる患者の立場を理解し、一緒に改善するという姿勢が必要です。実際の生活の場で継続するために、生活を評価し、生活環境とそこで展開される作業を理解する作業療法の視点が必要となります。

●文 献

《依存症を学ぶための文献》
- ▶ Moyers PA, Sdtoffel VC（谷村厚子・訳）：第16章 物質使用障害に対する地域アプローチ（Scaffa ME・編著（山田　孝・監訳）：地域に根差した作業療法）．協同医書出版社，pp307-329，2005.
- ▶ 佐藤嘉孝：老年期（高齢者）と依存症（特集：老年期（高齢者）と精神疾患）．作業療法ジャーナル54（4）：339-341，2020.
- ▶ 佐藤嘉孝：作業の視点からみた依存症（第3章 疾患別の作業療法）．作業療法ジャーナル54（8）：798-804，2020.
- ▶ 高橋　淳，久馬　透，他：高齢のアルコール依存患者に対する一般精神科病院における入院治療．老年精神医学雑誌32（5）：553-559，2021.

《生活習慣病を理解するため／生活習慣病のリハビリテーションの文献》
- ▶ 厚生労働省：健康日本21（第二次），健康を支え、守るための社会環境の整備．厚生労働省，2012（https://www.e-healthnet.mhlw.go.jp/information/21_2nd/pdf/4_2_4.pdf）．アクセス日：2022年12月1日
- ▶ 下堂薗恵：生活習慣病のリハビリテーション（福井圀彦・原著：老人のリハビリテーション，第9版）．医学書院，pp241－251，2022.

第 8 章 ピンク好きのハナコさん

ものがたりの主人公 ハナコさん

　ベッドの上で荷造りを繰り返すハナコさんは 80 代前半の女性です。緑色の風呂敷を広げて、床頭台の上に置いてあった写真立てやカップ、戸棚の下着を包みます。包み終わると、風呂敷包みを抱えて立ち上がりますが、またベッドに座り直し風呂敷を広げます。今度はカップと箸箱、下着を入れて風呂敷をぎゅっと結びますが、写真立てを入れ忘れたことに気づき、もう一度風呂敷をほどきます。ハナコさんはこれを繰り返します。

1 ハナコさんの作業療法はとにかく探ることからはじまった

　ハナコさんは認知症と診断されてから 2 年ほどたちますが、標準化されたテストで評価することはできませんでした。何かを問われると不安になり、眉間のしわが深くなります。その後は、黙って頭を垂れ続けます。

　ハナコさんは病院では日中、浴衣を着て過ごしています。帯をピシッと締めてきりっとしていますが、着替え以外には積極的に反応しません。食事も声掛けをしないと、箸が止まります。病棟での体操も同様に、積極的に参加することはありません。常に声掛けが必要でした。

表8-1 ハナコさんの意志質問紙（VQ）

クライエント氏名：ハナコさん				セラピスト名：ムラタ								
年齢：80代前半		性別：女性		評価年月日：○年○月○日								
診断名：認知症				施設名：療養病棟								
評価領域	作業場面											
	食事				病棟での体操				小さな子どもを見た			
好奇心を示す	P	H	Ⓘ	S	Ⓟ	H	I	S	P	H	I	Ⓢ
行為や課題を始める	P	H	Ⓘ	S	Ⓟ	H	I	S	P	H	I	Ⓢ
新しい物事を試みる	Ⓟ	H	I	S	Ⓟ	H	I	S	P	H	Ⓘ	S
好みを示す	P	H	Ⓘ	S	Ⓟ	H	I	S	P	H	I	Ⓢ
ある活動が特別であるとか意味があることを示す	P	Ⓗ	I	S	Ⓟ	H	I	S	P	H	I	Ⓢ
目標を示す	P	H	Ⓘ	S	Ⓟ	H	I	S	P	H	Ⓘ	S
活動に就いたままである	P	Ⓗ	I	S	P	Ⓗ	I	S	P	H	Ⓘ	S
誇りを示す	Ⓟ	H	I	S	Ⓟ	H	I	S	Ⓟ	H	I	S
問題を解決しようとする	P	H	Ⓘ	S	Ⓟ	H	I	S	Ⓟ	H	I	S
誤りや失敗を訂正しようとする	Ⓟ	H	I	S	Ⓟ	H	I	S	Ⓟ	H	I	S
完成や達成のために活動を続ける	P	Ⓗ	I	S	Ⓟ	H	I	S	P	H	I	Ⓢ
もっとエネルギー、感情、注意を向ける	P	Ⓗ	I	S	Ⓟ	H	I	S	P	H	I	Ⓢ
もっと責任を求める	Ⓟ	H	I	S	Ⓟ	H	I	S	Ⓟ	H	I	S
挑戦を求める	Ⓟ	H	I	S	Ⓟ	H	I	S	Ⓟ	H	I	S
合計得点	28				15				39			

P＝受身的（1）、H＝躊躇的（2）、I＝巻き込まれ的（3）、S＝自発的（4）　　　　　　（点）

　ところが、他の患者さんのお見舞いに来た子どもには笑顔を見せます。手を振りますし、声も出します。ハナコさんは子どもが好きなのかしらと思いながら、作業療法士は子どもの写真を見せますが、これには反応しません。動物の赤ちゃんの写真やぬいぐるみにも反応しません。実物の人間の小さな子どもにのみ反応します。他に何か反応するものはないかと思いつつ探ります。そして、ハナコさんの見えている世界はどんなものなのかと考えます。

　表8-1に示すのは、ハナコさんの食事、病棟での体操と、小さな子どもを見た時の観察による意志質問紙（VQ）（第1章参照）の結果です。食事場面では、声掛けにより食事を開始するとしばらくは箸を動かし食事をします。しかし、箸が一度止まると、常に声掛けをすることが必要となりました。病棟で体操する時のハナコさんは、誘われたり応援されたりといった支援が

あっても、受け身的で躊躇しながらの行動でした。一方、子どもを見かけた時のハナコさんは、自らの意志で行動していることが明確です。ハナコさんの興味、関心の違いがわかります。

　ハナコさんは病室ではベッドの上に正座し、風呂敷を広げ、荷造りを続けます。**常同行動**　→用語解説　のひとつと思われます。作業療法室に誘っても、風呂敷包みから手を放すことはありません。しかし、どこかに、お見舞いへ来たお子さんがいる時はチャンスです。作業療法士には子どもの声が救いです。「ちょっと見てきましょうか」と言いながら、誘います。

　ある時、誘いに行った作業療法士の履いていたピンクの靴下に反応しました。ハナコさんがそれを指差し、「ピンク」と言ったのです。これに驚き、作業療法士はピンクのものをかき集めました。薄い藤色には反応しない。赤にも反応しない。ピンクにのみ反応します。翌日、ピンクの靴下をもう一度履いていきました。やはり反応します。その次の日はユニフォームに着替えず、ピンクのポロシャツに白衣を羽織ってお迎えに行きました。今度はピンクのポロシャツに反応します。赤にもオレンジにも反応しません。

　調べてみると、高齢者は赤やピンク、黄色などの暖色を好むというものや、認知症高齢者に「色カルタ」などの色彩により感情を刺激し、コミュニケーションを活性化させることを期待するというものがありました。ハナコさんはピンクにのみ反応します。スカーフ、布地、折り紙、ボールなど、ピンクの物を集めました。

　ハナコさんとピンクの関係はよくわかりません。でも、間違いなくピンクに反応します。ハナコさんの持ち物にはピンクはありません。家族に聞いてみましたが、首をかしげます。ハナコさんの若いころのことも、子どもたちはよく知りません。優しいお母さんだったそうです。子育てに必死だったころの話は聞いていても、親のさらに若いころの話を聞いている子どもは、意

外と少ないようです。

　ハナコさんが、なぜピンクに反応するのか未だによくわかりません。ですが、作業療法士はピンクのボールやピンクのスカーフを持って、病室に向かいます。「ハナコさん、ピンクのボールで皆さんと楽しいことしませんか」。ハナコさんはニコッとします。

　図8−1は、探ったハナコさんの状態でわかったことを示したものです。

2 ハナコさんの作業療法戦略

　ハナコさんの作業療法を整理してみます（図8−2）。

　認知症を持つハナコさんには、自分の考えや思いを表現できないことが多く見られました。そのため、作業療法をはじめるにあたり、「クライエントを受容し尊重する」ことと「物理的・人的環境を調整する」ことに注目しました。

　クライエントを受容し尊重するために、戦略2：ありのままを受け入れ尊重することを心掛けました。

（1）クライエントを受容し尊重する

戦略 2 ありのままを受け入れ尊重する

　先にも触れたように、ハナコさんは自分の考えや思いを表現しない人でした。ハナコさんはどんな人なのか？　何を望んでいるのか？　大切な作業は何か？　は、さっぱりわからない状態でした。子どもたちからも情報は得られませんでした。

　今回、ハナコさんが興味を示した小さな子どもと「ピンク」を見つけたの

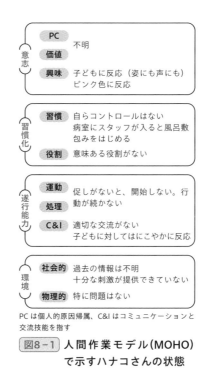

PCは個人的原因帰属、C&Iはコミュニケーションと
交流技能を指す

図8-1 人間作業モデル(MOHO)
で示すハナコさんの状態

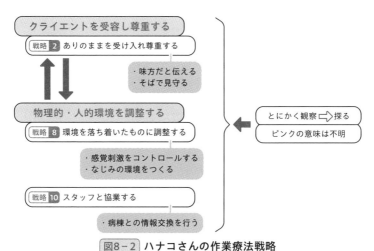

図8-2 ハナコさんの作業療法戦略

は、偶然でした。探っても、探っても、意味のあることが見つからないこともあります。ですが、それでもありのままを受け止め、観察を続けることの重要性を学びました。

　ハナコさんに作業療法士がとった行動は、味方だと伝えること、それでも、拒否された時は引き下がること、そばで見守ること、そして、わかりやすく説明することといえます。特に最初は、探ることが多かったためじっくりと観察していたペースが、ハナコさんには安心感を与えるものであったと思われます。

（2）物理的・人的環境を調整する

戦略 8 　環境を落ち着いたものに調整する

　ハナコさんにとって落ち着いた環境は、感覚刺激をコントロールすること、なじみの環境をつくること、そして長く関わることでした。

戦略 10 　スタッフと協業する

　環境を落ち着いたものにするために、スタッフと情報交換を行うことが重要でした。

用語解説

○ 常同行動

　常同行動は、同じ行動を繰り返すものです。決まったことを繰り返します。ハナコさんの風呂敷包みの行動は、スタッフが病室に来るとはじまります。いったんはじまると、別のことに誘っても拒否されます。特別問題がないので、行動はそのままになっていました。作業療法でも、無理に止めることはしませんでしたが、環境を調整することを考えました。環境からの刺激、病室での刺激をどれくらい受けるのか、ストレスはないのか、病室での

様子を観察しました。

●文 献

《認知症の世界を理解するための文献》
▶ 筧　裕介：認知症世界の歩き方. ライツ社, 2021.

《色カルタを知ることのできる文献》
▶ 彩色ケア色カルタ研究所：彩色ケアとは（https://www.irokaruta.net/irokarutaqualia/）.
アクセス日：2022 年 12 月 20 日
▶ 猪股英輔, 三浦南海子, 折茂賢一郎, 小林法一：認知症高齢者の感情機能に着目した小集団プログラムの効果〜「色カルタ（クオリア・ゲーム）を用いて」〜. 作業療法33（5）：451-458, 2014.

第 9 章
セイイチさん・サチコさん夫婦と子どもたちの話

ものがたりの主人公 セイイチさんとサチコさん夫婦

　60代半ばのサチコさんが脳出血で倒れた時、夫のセイイチさんは退職した職場の仲間との年1回の集まりに参加している最中でした。70歳のセイイチさん自身はがんのため、体調がいつ悪化するかわからない不安を抱えていましたが、いつも元気な妻は健康そのもので、病気になるなんて考えたことがありませんでした。そのため、娘からの連絡を信じることができず、とにかく病院に向かいました。脳神経外科に運ばれたこと、そして、これから何が起こるのか見当がつかず、息子と2人、病院の廊下でおろおろしていました。息子は自分と同じ職業のサラリーマンで、娘2人は医療職でした。この章は家族の視点からのものがたりです。

1 │ サチコさんが脳出血になった時

　主治医に呼ばれて脳画像を見せられた時、娘2人はそれを覗き込みましたが、セイイチさんは目をそらしてしまいました。脳の血管からの出血、サチコさんと話ができなくなること、障害が残ること、車椅子の生活、などが頭の中でぐるぐるして、目の前が真っ暗でした。

どうしようとセイイチさんが不安でいっぱいの時、娘は主治医に質問していました。セイイチさんは主治医が何を言っているか全く耳に入らなかったのに、娘は今後の治療について聞いていることに気づき、「ああ、娘たちが医療職で良かった」と思いました。救急車で運ばれた病院のスタッフにも娘を知っている人がいて、様子を見に来てくれ、それも安心材料となりました。

　病状説明の時、担当した医師はことばを選んで優しく話してくれました。脳の血管や脳の機能はどんなものなのか、運動の得意な体操選手の脳や先を読む能力の優れた棋士の脳を例に、人にはそれぞれ脳の機能が異なるという話からはじまりました。その解説をじれったく感じた娘たちは、自分たちが医療職で、長女は作業療法士であることを医師に話したため、医師は専門用語で、状況と今後の治療方針の説明をするように変えてしまいました。会話に加われなくなった父を見て、娘は失敗したと思いました。

　その後の医師による説明の時には、セイイチさんはいつも娘の同席を期待しました。「夫である自分は妻の手を握っていればよいのだ」とセイイチさんが思っていることを娘たちは感じました。サチコさんの検査のたびに、判断を求められる時に、セイイチさんは必ず娘のスケジュールを確認しました。娘たちは医療職ではありましたが、母が倒れたことによる生活の変化に慣れていくためには娘たち自身も準備が必要であり、やはり大事なことは父に積極的に判断して欲しい、支えて欲しいと願っていました。

　それでも、セイイチさんが娘たちに頼り切ってしまった自分を少し情けなく感じはじめた時、家にサチコさんが自宅へ戻るためのリフォームについて、考えてみたらどうかと娘に言われました。セイイチさんは、サチコさんがどれだけ回復するかわからず、これから先の車椅子生活が想像できずにいた一方で、娘たちが母を家に迎え入れることを当たり前のように考えていたことに驚き、嬉しく思いました。そして、これこそ自分がやるべきことであ

り、サチコさんのために最高の家にしようと決意しました。

2 | セイイチさんが積極的に作業療法士に関わろうと考えた時

　そこで、サチコさんの状況をリハビリテーションスタッフに確認し協力を求めました。病室に通い、サチコさんの希望を聞きました。それに基づき、改修の設計をしてもらい、ホームエレベーターをつけることを考えました。寝室の扉を自動ドアにする案は娘に止められましたが、エレベーターのアイデアは賛成されました。

　毎日、病院でカタログを眺め、床や壁紙、システムキッチンの色など、サチコさんと話をしました。車椅子を使った場合や杖をついた場合のキッチンの高さや食器洗い機の位置などについては、担当の作業療法士がアドバイスをくれました。このような打ち合わせをするなかで、サチコさんが好きな色や、家事を少しは続けたいという思いに気がつきました。

　家の改修が終わりに近づいたころ、寝たきりか、車椅子と思っていたサチコさんが、杖をついて歩けるようになりました。リハビリテーションの最中に自分を見つけて手を振ってくれたサチコさんの姿が嬉しくて、セイイチさんは自分もがんの治療をしっかり受けようと思うようになっていました。

3 | 家族の覚悟と学び

　サチコさんの退院にあたって、同居している2人の娘と隣に住む息子家族は、母の障害と父の病気を受け止め、介護と家事を分担することにしまし

た。子どもたちはそれぞれ仕事をしているため、公的なサービス以外にも、隣近所の人や友人に支えてもらうのを遠慮しないことにしました。無理をせずに、長く続ける覚悟をしました。

　もうひとつ、娘の作業療法士には学んだことがありました。作業療法で評価されたサチコさんの高次脳機能は、視覚的刺激に多く反応する注意の問題がありました。そのため、担当の作業療法士は刺激を調整することを治療計画に加えていました。しかし家族は、サチコさんがもともと周囲を注意せずに行動する人、そそっかしい人と受け止めていたので、この問題は生活に差し支えると感じていませんでした。評価した情報を家族がどう受け止めるかによって、障害になるか、ならないか決まることに改めて気がつきました。このころのセイイチさんとサチコさん夫婦の**システム** →用語解説 を図9－1に示します。

4 ｜ 夫婦の最後の旅行

　サチコさんが退院して1年たったころ、セイイチさんはがんの治療のため入院することになりました。サチコさんは夫の病状について詳しく聞いてはいませんでしたが、入院治療によって回復すると信じていました。入院予定の2週間前に親戚の法要に、セイイチさんと長女は出席することになっていました。家族と交流の深い親戚でしたが、飛行機や電車を使っての移動でしたので、サチコさんと一緒に行くのは無理と判断していました。ですが、同行したいというサチコさんの思いが強いため、小旅行に挑戦することになりました。

　車椅子が使えるホテルの部屋を予約し、飛行機を使い、3人の旅行となり

セイイチさん		
意志	PC	障害を持ったサチコさんのために夫としてできることがある
	価値	サチコさんとの時間を大切にする
	興味	サチコさんが安心して生活できること
習慣化	習慣	妻の見舞い、自らのがん治療のための通院を中心に日課をコントロール
	役割	夫、父、友人など役割を果たしている
遂行能力	運動	がんの進行による体力の低下があるが、日常生活には問題ない
	処理	
	C&I	社交的であり、交流技能は高いレベルで維持されている

サチコさん		
意志	PC	麻痺のためにできなくなったことが多いが、夫のために、子どものためにできることはある
	価値	セイイチさんとの生活を大切にしている
	興味	セイイチとの思い出、妻としての役割
習慣化	習慣	訪問リハ、夫との日課は問題ない
	役割	妻、母などの役割を持っているが、十分とは感じていない
遂行能力	運動	麻痺と高次脳機能の障害により、遂行能力の低下した自分を経験している。生活には介助が必要である。
	処理	
	C&I	特に問題はない

環境	社会的	夫婦の生活をサポートしようとしている子どもたち、孫、友人、近所の人たちの存在がある 信頼できる医療スタッフの存在がある
	物理的	家のを改修したため、夫婦の生活のための空間、ものは適切にある

PC は個人的原因帰属、C&I はコミュニケーションと交流技能を指す

図9−1 人間作業モデル（MOHO）で示すセイイチさんとサチコさん夫婦の状態

ました。サチコさん以上に、セイイチさんの体力が落ちていたため、ゆっくりとしたスケジュールの旅でした。ホテルの心遣いや交通機関の対応で、大きな問題なく法要に参加することができました。

　夫婦2人は久しぶりに旅行ができたという思い、娘も一緒にゆっくり話す時間を持てたことの嬉しい思いが強いものとなりました。遠出をしたことで、赤信号になる前に杖をついて横断歩道を渡りきる歩行訓練が必要だとか、電車に乗るための体力をつけようなど、サチコさんは自分に必要なことを具体的な目標として話していました。

　子どもたちは楽しい思い出ができればできるほど、一層父の死が母にはこたえるであろうと思いながらも、少しでも一緒に笑って過ごせることを願っ

ていました。旅行から帰って、ちょうど10日目にセイイチさんは亡くなりました。

　子どもたちの予想していた通り、サチコさんのショックは大きなものでした。外出に誘っても拒否し、週に1度の訪問リハビリテーション以外は寝てばかりでした。訪問にあたったスタッフは、時間をかけてサチコさんの話を聞きました。セイイチさんと一緒に過ごした時間を振り返るうちに、サチコさんはこれからどう生きると良いかを考えるようになりました。セイイチさんの三回忌法要では、案内状をつくり、お供え物や引き出物を娘に指示するなど、取り仕切ることができました。

5 ｜ セイイチさんとサチコさんの作業療法戦略

　ここで、セイイチさんとサチコさんの作業療法を整理してみます（図9-2）。担当した作業療法士は夫婦をひとつのシステムとして、同時にアプローチする必要性を感じていました。

セイイチさんの作業療法戦略

　セイイチさんは、定年退職後は夫婦2人で趣味を楽しみ、家族のそばでがんの療養をしようと考えていました。妻サチコさんの病気やその後の障害は突然のことで、どう受け止め、どうしたらよいのか、悩みや不安を抱えていました。そのため、「クライエントを受容し尊重する」と「物理的・人的環境を調整する」ための戦略を用いる必要がありました。

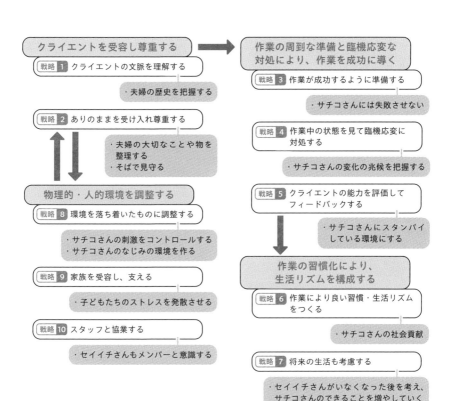

図9-2 セイイチさんとサチコさんの作業療法戦略

（1）クライエントを受容し尊重する

戦略 2 ありのままを受け入れ尊重する

　セイイチさんの混乱を受け止め、不安を取り除くために、作業療法士と共に大切なこと、ものを整理すること、作業選択の機会を提供したこと、そばで見守ること、いつでも相談に乗れることが必要でした。そして、ここで得た情報を環境の調整に使いました。高齢の家族の場合、夫婦共にクライエントとする見方が大きな戦略と言えました。

（2）物理的・人的環境を調整する

　セイイチさんにとって、信用できる環境となるよう働きかけることが必要でした。そのために、戦略9：家族を受容し、支えることと、戦略10：スタッフと協業することが必要でした。

戦略 9　家族を受容し、支える

　娘たちが医療職ということで、病院やリハビリテーションスタッフに遠慮する場面があったため、子どもたちのストレス発散の機会を意識しました。話を聞くこと、サチコさんの状態を丁寧に伝えることは、家族の安心にもつながりました。

戦略 10　スタッフと協業する

　セイイチさんは、自らもサチコさんを支えるメンバーであることを意識し、積極的にリハビリテーションや家屋改修に関わることができました。そのために、リハビリテーションスタッフは、情報交換を十分に行うことができました。

　これらに加え、セイイチさんは自分がいなくなった後のサチコさんの生活を子どもたちと一緒に考えることが、セイイチさんにとっての意味ある作業であると考えていました。リハビリテーションスタッフは、セイイチさんとサチコさんが一緒に過ごす時間を大切にする必要がありました。

サチコさんの作業療法戦略

　一方、妻のサチコさんは、親戚づきあいや友人との交流を楽しみとする社交的な人でした。隣に住む孫の成長と、夫と2人で旅行に行くことを楽しみにしていた時に、脳出血で左片麻痺になりました。

　セイイチさんの理解と環境の調整の中で、サチコさんの作業療法は展開し

ていきました。サチコさんの左の麻痺は重度でした。加えて、注意障害のため、気になることがあるとすぐに対応しなければ気が済まず、体が思う通りにならないために、家族や他者に訴えが多くなりました。そのため、「クライエントを受容し尊重する」と「物理的・人的環境を調整する」、「作業の周到な準備と臨機応変な対処により、作業を成功に導く」ための戦略を用いる必要性がありました。

（1）クライエントを受容し尊重する

戦略 **1** クライエントの文脈を理解する

　サチコさんは大学を卒業した後、中学校の教員をしていました。そのため、人の名前を覚えたり、教育的文化的活動に関わったりすることが好きでした。また、セイイチさんと 20 代前半で結婚したため、夫婦共に苦労をしてきた歴史を大切に思っていました。

戦略 **2** ありのままを受け入れ尊重する

　サチコさんは、漠然とした不安で混乱し、何もできなくなったという思いが強い人でした。そのため、彼女の中で大切なこと、ものを整理し、そばで見守ることからはじめました。

（2）物理的・人的環境を調整する

戦略 **8** 環境を落ち着いたものに調整する

　サチコさんは気になることがあると、自ら動けないことをじれったく感じ、障害を一層重く受け止めていきました。そこで、環境からの感覚刺激をコントロールすることや、なじみの環境となるよう、安心できる時間や場にすることが必要でした。

（3）作業の周到な準備と臨機応変な対処により、作業を成功に導く

戦略 3 作業が成功するように準備する

　失敗を大きな問題ととらえてしまうため、失敗の不安を取り除くこと、問題を予知し、先の見通しを立てる戦略が必要でした。

戦略 4 作業中の状態を見て臨機応変に対処する

　サチコさんは環境刺激がきっかけとなって混乱することがあるため、症状をモニタリングする、行動や反応を注意深く観察する、変化の徴候パターンを把握することなどにより、臨機応変に対処する必要がありました。

戦略 5 クライエントの能力を評価してフィードバックする

　サチコさんはできることが評価され、フィードバックを受けることにより、活動を増やすことが多く見られました。サチコさんの能力を期待するようなことばかけや期待が、次の作業の挑戦につながりました。

（4）作業の習慣化により、生活リズムを構成する

戦略 6 作業により良い習慣・生活リズムをつくる

　サチコさんは社会とのつながりを大切にしていることがわかったため、人生の先輩として、また主婦としての知識を若いスタッフに伝える機会を持つなど、役割を持ち、社会的役割を果たせるようにすることを多く取り入れました。リハビリテーションを学ぶ学生の臨床実習時には、患者の立場を説明するなど、教育的な配慮を自ら行い、それを評価されることを喜びに感じているようでした。

戦略 7 将来の生活も考慮する

　夫のセイイチさんががんで亡くなった後を想定し、子どもたちとスタッフは共に、サチコさんの将来を予測し可能なことからじっくり準備していきました。

用語解説

○ システム

　システムということばは、あらゆる状況で用いられ、学問分野や領域によって異なった意味で使われています。ここで注目するシステムは、複数の要素が相互依存し互いに関連づけられ一体性を生み出しているというものです。システムとしてとらえるということは、「全体」として見るということでもあります。

　人の作業の遂行は、環境や時間、行う作業の影響を受け、より秩序だった複雑なものになります。そのため、作業療法士は作業遂行に影響を与える多くの要因、特に環境の影響を大切に考えます。

ダブルシステム：1人の人の作業はシステム間の交流に基づいて遂行されます。人をシステムとしてとらえますが、1人の人の遂行が、一緒にいる人のシステムに影響を与えることになります。お互いのシステムが影響を与えあうのです。ここに注目し、ダイナミックな性質をとらえるのがダブルシステムです。

夫婦ダブルシステム：サチコさんの家庭復帰を目指す作業療法でしたが、夫であるセイイチさんの状態が、サチコさんの環境を整え日常生活に働きかけるためには大きな意味がありました。そのため、夫婦をダブルシステムとしてとらえ、セイイチさんもクライエントであると同時に、サポートスタッフのメンバーとすることが必要でした。

● 文　献

《セイイチさんサチコさんの文献》
▶ 村田和香：私らしさを支えるための高齢期作業療法10の戦略．さちこさんの物語．医学書院，pp127-158，2017．

《ダブルシステムを理解するための文献》
▶ 笹田　哲：就学前の精神発達遅滞児に対する母子ダブルシステムによるアプローチ．作業行動研究 4(1)：6-17，1997．

第**10**章
人生100年時代
マサキさんのはなし

多様な高齢期：人生100年時代、ライフ・シフト

　かつて高齢期にある人の作業療法プログラムを計画する時、障害や病気を持ちながら老後の生活をどう考えるかが課題でした。そのため、クライエントの持てる能力を発揮できるよう、家族を中心とする社会的環境や行動範囲の物理的環境をいかに心地よいものにするかに、エネルギーを注いできました。ただ現在、高齢期にある人の作業療法の実施にあたっては、このような考え方では済まないようにも感じています。なぜなら、これまでの高齢者像とは違ってきているからです。**団塊の世代**［→用語解説］が高齢期となった時、それを強く感じました。年齢に縛られず、気分は若い。そもそも、自分を高齢者とは思っていない。さらに、仕事だけが自己表現の場ではないことも知っています。家族を大切にして生活してきましたし、そのうえ自分のことも大事です。働くことだけが人生ではないのです。なので、仕事を中心に言われてきた引退のステージという表現は、人生をあらわすものではなくなっている気がします。

　それでも、忍び寄る老化を受け止めたり、抵抗したりしながら、その変化に応じた生き方を見つけていくことが、現在の高齢期のような気がしてなりません。そして、このことは高齢期にある人だけではなく、すべての人が考えていくテーマといえましょう。私たち自身も、**人生100年時代**［→用語解説］、**ライフ・シフト**［→用語解説］の時と言われる真っただ中にいます。けれど、その

準備ができている人はほとんどいないかもしれません。定年後の再雇用を受けるか受けないか、働くことができるかできないか、そして、引退後の時間をどう過ごすのか、その時が来て慌てます。長寿化により、生き方や働き方が大きく変わると言われてしばらくたっています。祖父母や父母がモデルとならない時、私たちはどのようにその準備をしていかなければならないのか、どのように対処すべきなのか、少し考えていきたいと思います。

（ものがたりの主人公）マサキさん

　マサキさんは高齢者にありがちな持病があって通院している男性でしたが、作業療法のクライエントではありません。人生100年時代に突入し、私たちはこれからどう生きていくのか、ひとつのモデルになるであろうマサキさんのものがたりです。

　団塊の世代であるマサキさんは70代半ばに突入しようとしていますが、未だに大学教員の仕事を続けています。いつどのようにやめるのか、そしてその後の時間をどう使うのか、今は考える時間もないほど、忙しく過ごしています。忙しいのが好きなのではなく、手を抜かない性分のためです。高校時代の友人たちの多くは、60代で定年退職し、エネルギーを持て余しながら引退のステージに入っています。なかには、マサキさんと同様に頑張って働いている人もいます。マサキさんは、時に退職している人をうらやましく思うこともあり、時に仕事があることをありがたいとも思っています。そして、今後どのように自分の人生はあるべきなのかを考えます。

　マサキさんは70歳になって再婚しました。前妻をがんで亡くして、7年後のことです。前妻との間には子どもが4人いて、それぞれ独立しています。妻ががんと診断されてから、亡くなるまでの1年半の間、子どもたちは、働きながら母の在宅介護をしてきた父の姿を見てきました。その間、マ

サキさんは子どもたちと一緒に過ごす時間を得、親子が支えたり支えられたりした父と子の時間になりました。そのため、子どもたちは父には寂しくない老後を送って欲しいと、再婚に賛成でした。

　マサキさんが再婚を決めた時は、10年勤めた大学を退職し、海外でしばらく生活するつもりでした。本を読んだり、その土地のものを楽しんだり、ゆったりとした時間を過ごしたいという思いでした。再婚相手は、それに賛成して、勤めていた職場を離れることで、話が進んでいました。ところが、マサキさんの勤務先の大学で、新しい学部をつくる話が動き出し、夫婦で新学部の立ち上げに関わることになりました。新しい学部ができた時には、妻は大学の中心で働くようになり、マサキさんもしばらく働くことになりました。

1 マサキさんの状態を人間作業モデルで説明する

　そんなマサキさんの状況を、人間作業モデルの視点で説明してみます。

　70代のマサキさんは、高血圧と白内障を持っていました。高血圧は薬の処方でコントロールされていましたが、白内障は目のかすみや二重にも三重にもなって見える状態で、手術を考えているところでした。

　体を鍛えようと、職場ではエレベーターを使わず、研究室まで階段を使っていました。階段を上っていた時、胸の圧迫痛を感じました。病院を受診すると、いつ心筋梗塞を起こしてもおかしくない状態と言われ、そのまま入院治療となりました。治療は無事に終了し、薬でコントロールする生活になりました。

　続けて白内障の手術をしました。治すことのできるものは、治してしまえ

意志	**PC**	老化による遂行技能の変化のため、時間がかかったり、サポートが必要になったと感じている。問題解決能力は維持されていると認識している。
	価値	夫婦の生活を大事に考える。疑問をそのままにせず、解決すること・考えることに価値を置く。
	興味	自分が疑問に感じたこと、文献を読むこと、新たな体験・学習、知的活動に興味を持つ。
習慣化	**習慣**	1 週間の日課が仕事、家庭生活、休憩、遊びに割り振られている。仕事に多くの時間を費やしている。 疲労が溜まると、休憩の時間が長くなる。
	役割	働く者、学ぶ者、遊び人、家族、組織の仲間などの役割を持っている。
遂行能力	**運動技能**	感覚や体力の衰えなど老化の影響を受けているが、日常生活に問題はない。
	処理技能	新たなことには時間を要すること、記憶力の低下はあるが、問題解決はすぐれている。
	C&I	聴覚の低下はあるが、交流技能は高いレベルで維持されている。
環境	**社会的**	活動に専念することを期待する機会、支援、要求の影響がある。
	物理的	活動に専念するための空間、物は適切にある。時に、新たな物が使いこなすのに時間がかかるほどあふれている。

PC は個人的原因帰属、C&I はコミュニケーションと交流技能を指す

図10-1 人間作業モデル（MOHO）で示すマサキさんの状態

と勢いがつきました。手術後は、本を読むにもメガネが不要になりました。小さな文字も苦になりません。さらに拡大鏡を使うと、どんどん読めて、頭に入ってくる感じです。この喜びは大きなものでした。血液をサラサラにする薬(抗凝固薬)が半分に減った 3 か月後には、歯科の治療をはじめました。そんなマサキさんの状態です(図 10-1)。

（1）意志

　マサキさんの意志は、これまでの人生ものがたりを彩ってきた経験、再婚による生活様式の変化と継続している仕事、そして老化に加えて、心臓の治療や白内障の手術を受けたことによる変化の影響を受けていました。

① 個人的原因帰属：能力の感覚と自己効力

大学教授のマサキさんにとって、物事を追求するために時間を使ことは今でも大切なものです。若いころの自分は時間をかけずに多くの問題を解決してきましたが、今は少し時間がかかることをじれったく感じてもいます。ですが、時間を見つけて集中して行うと、自分が望んでいるものに近い形になることも知っていますし、良い解決策の得られることも期待しています。その一方で、集中できない時にはこれからのことを考え、不安になることも多いです。そのため、職場の役割から少しずつ解放されて、時間ができることを楽しみにしています。記憶力や本を読むスピードが遅くなるなど、能力の衰えに関しての不安はありますが、「能天気」な妻の態度や行動に助けられ、その助けを密かにあてにする部分もありました。

② 価値

マサキさんにとっての価値は、これまでと変わらず新しい知識を得ること、異文化や歴史を学ぶこと、知的な生活の中に身を置くことでした。そして、それを若い世代に伝えることを、大切にしていました。そのため、大学教授として、学生の講義は、毎年毎年その内容がバージョンアップすることを目指し、その準備に時間をかけ、エネルギーを注いでいました。

③ 興味：楽しみと興味のパターン

マサキさんにとっての楽しみは、これまでと変わらず新しい知識を得ることや、再婚による自分と妻の日々の生活です。多くのことに興味を示す妻が、自分を刺激してくれることの期待も大きく、マサキさんは妻の趣味に参加することを好みました。スポーツ観戦やコンサート、お芝居を見る時間、ゴルフなどの機会を増やしたいと考えています。また、新しいことの体験、

学習は若い仲間との交流の機会をもたらしました。

（2）習慣化：習慣と役割

　マサキさんは再婚により、夫の役割を再開させました。父親の役割からは解放され、仕事と楽しみの毎日を復活させるものとなりました。定年退職した友人や職場の仲間との交流を維持しながら、仕事の役割も果たしています。役割を提供してくれる、子どもや孫を含めて家族と職場、そして友人が、マサキさんのまわりにバランスよく存在しています。

　通常の定年を超えても働き続けているため、多くの時間と活動が仕事に使われています。しかし、自分にとって大切にしている「知識を深める」という作業につながるため、仕事と趣味の線が明確にひけるものではないほど、仕事に含まれる意味は重要な存在となっています。

（3）遂行能力

　マサキさんの遂行能力は、老化によって影響を受けています。心臓の心配と見ることの制限は解消されましたが、歯科の次は耳鼻科で治療を受ける予定です。仕事を持っているため、活動的なままでいられますが、体力の衰えや記憶力低下の自覚はあります。そのため、体力維持のためにゴルフを再開し、スマートフォンのスケジュール管理やメモ機能を利用しています。

　その一方で、生活全体を支えている活動は、十分に習慣化されているため、強い疲労のある時以外は、問題なく生活することができています。

（4）作業適応：作業同一性と作業有能性

　マサキさんのものがたりは、学び−働き−引退するといった流れではありません。学び−学び−働き−働き（学び）といった、まさに人生100年時代

のライフ・シフトを地で行っているようです。高齢期にある多くの人にとって、生活のものがたりの課題は引退への移行ですが、マサキさんはいつか「知識をまとめる」という目標をかなえられると考えています。

　マサキさんは自分の持っている時間は有効に活用したいと考えていますが、同時に無理をしてまでとは思っていません。教育に携わってきたことで、知識を深める意味を大切に感じ、そういう仕事は続けたい思いがあります。

　そして、マサキさんは団塊の世代として社会を引っ張ってきた、つくってきた責任感と自負を持っています。そういう自分にとって、学び続けることが人生に意味づけられることだと信じているようです。マサキさんは最近、「自分らしく生きることで壁は乗り越えられる」と笑います。マサキさんにとって、肯定的な作業同一性と作業有能性が維持されているようです。

用語解説

○ 団塊の世代

　日本において、第一次ベビーブームが起きた時期に生まれた世代を指す。第二次世界大戦直後の1947年（昭和22年）～1949年（昭和24年）に生まれ、文化的な面や思想的な面で共通している戦後世代であり、大学時代は学生運動が最も盛んな時期に相当する。第一次ベビーブーム世代であり、高度経済成長、バブル景気を経験している。「団塊の世代」は堺屋太一の小説の題名に由来している。

○ 人生100年時代とライフ・シフト

　「人生100年」ということばは、イギリスのリンダ・グラットンの著作『ライフ・シフト−100年時代の人生戦略』によって広まったことばです。長寿化していくこれからの人生は、前例としてきたこれまでのモデルより長いも

の、つまり社会の習慣や制度が前提であった寿命よりも、長く生きるように
なるという考えです。そのため、「20 年学び、40 年働き、20 年の余暇・余
生」という教育・仕事・老後の 3 段階が人生設計として一般的でしたが、
100 歳まで生きることが当たり前の時代には、年齢による区切りがなくな
り、学び直しや転職、長期休暇の取り方など、人生の選択肢が多様化すると
予想しています。これがライフ・シフトです。これまでの人生設計を変えて
いく必要があるため、長い人生をどう生きるかは重要な課題になるわけです。
　日本の高齢化は急速に進み、平均寿命は世界一の長寿国となっています。
日本政府は「人生 100 年時代構想会議」を発足し、長く働くことのできる社
会の実現が議論されています。充実した老後のために、多種多様な働き方が
できる時代になり、また楽しみ方や学び方も自ら望む形を考えていくという
ことです。

● 文 献

《ライフ・シフトの文献》

▶ リンダ・グラットン，アンドリュー・スコット（池村千秋・訳）：ライフ・シフト−
100 年時代の人生戦略．東洋経済新報社，2016.

索 引

●著者紹介

村田 和香 （むらた・わか）
群馬パース大学リハビリテーション学部教授

北海道帯広市生まれ、札幌市育ち。
北海道大学医療技術短期大学部作業療法学科卒業。
札幌市内の一般内科病院にて作業療法士として勤務し、作業療法室開設にたずさわる。
1987年から、母校である北海道大学医学部保健学科・大学院保健科学研究院（当時は医療技術短期大学部）に勤務。2019年より北海道大学名誉教授、群馬パース大学リハビリテーション学部勤務、現在に至る。
北海道教育大学大学院教育学研究科（修士課程）修了、広島大学大学院医学系研究科（博士後期課程）修了。
担当科目は、リハビリテーション概論、作業療法リーズニング、作業療法管理学等。
病院勤務の経験から、人生のまとめの時である高齢期を研究対象としている。

装幀…クリエイティブセンター広研

高齢期作業療法のものがたり
臨床に役立つ10の実践

2023年5月1日　第1刷発行 ©

著　　者　村田 和香

発 行 者　中村 三夫

発 行 所　株式会社協同医書出版社
　　　　　東京都文京区本郷 3-21-10　〒113-0033
　　　　　電話(03)3818-2361　ファックス(03)3818-2368
　　　　　U R L　http://www.kyodo-isho.co.jp/

印刷・製本　広研印刷株式会社

ISBN978-4-7639-2149-9　　　定価はカバーに表示してあります

JCOPY 〈(社)出版者著作権管理機構 委託出版物〉
本書の無断複写は著作権法上での例外を除き禁じられています．複写される場合は，そのつど事前に，(社)出版者著作権管理機構（電話 03-5244-5088，FAX 03-5244-5089，e-mail: info@jcopy.or.jp）の許諾を得てください．
本書を無断で複製する行為（コピー，スキャン，デジタルデータ化など）は，「私的使用のための複製」など著作権法上の限られた例外を除き禁じられています．大学，病院，企業などにおいて，業務上使用する目的（診療，研究活動を含む）で上記の行為を行うことは，その使用範囲が内部的であっても，私的使用には該当せず，違法です．また私的使用に該当する場合であっても，代行業者等の第三者に依頼して上記の行為を行うことは違法となります．